Ajay Gupta
Vijay Prakash
Surbhi Gupta

Tratamento de superfície de implantes dentários

Ajay Gupta
Vijay Prakash
Surbhi Gupta

Tratamento de superfície de implantes dentários

Uma visão geral e tendências actuais

ScienciaScripts

Cover image: www.ingimage.com

This book is a translation from the original published under ISBN 978-3-659-83364-9.

Publisher:
Sciencia Scripts
is a trademark of
Dodo Books Indian Ocean Ltd. and OmniScriptum S.R.L publishing group

120 High Road, East Finchley, London, N2 9ED, United Kingdom
Str. Armeneasca 28/1, office 1, Chisinau MD-2012, Republic of Moldova, Europe
Managing Directors: Ieva Konstantinova, Victoria Ursu
info@omniscriptum.com

Printed at: see last page
ISBN: 978-620-3-55953-8

ÍNDICE DE CONTEÚDOS

CAPÍTULO-1

INTRODUÇÃO

O homem sempre foi fascinado pela substituição do que falta - e mais ainda pela sua substituição permanente. Há muito que os clínicos se ocupam da procura de análogos artificiais dos dentes naturais, que não só substituam mas também simulem os dentes naturais, tanto estética como funcionalmente.

O objetivo da moderna é devolver ao paciente o contorno normal, a função, o conforto estético, a fala e a saúde, quer seja através da remoção de cáries do dente ou da substituição de vários dentes. O que torna a implantologia dentária única é a capacidade de atingir este objetivo, independentemente da atrofia, doença ou lesão do sistema somatognático. No entanto, quanto maior for o número de dentes em falta no doente, mais difícil se torna esta tarefa. Como resultado da investigação contínua, das ferramentas de diagnóstico, do planeamento do tratamento, dos desenhos dos implantes, dos materiais e das técnicas, o sucesso previsível é agora uma realidade para a reabilitação de muitas situações clínicas difíceis.[1]

Praticamente todos os implantes dentários colocados atualmente são implantes endósseos de raiz. Por exemplo, têm uma aparência semelhante à raiz de um dente real (e, por conseguinte, possuem uma forma de raiz) e são colocados no interior do osso. O osso da mandíbula aceita e integra-se com o pilar de titânio. A osseointegração refere-se à fusão da superfície do implante com o osso circundante. Os implantes dentários fundem-se com o osso. No entanto, não possuem o ligamento periodontal, pelo que a sensação durante a mastigação será ligeiramente diferente da dos dentes naturais.

O desenho do implante refere-se à estrutura tridimensional do implante, com todos os elementos e caraterísticas que o compõem. Forma, formato, configuração, macroestrutura da superfície e macro-irregularidades são termos que têm sido utilizados na literatura para descrever aspectos da estrutura tridimensional. As caraterísticas do biomaterial[1] podem ser separadas em categorias associadas a (1) propriedades de superfície ou (2) propriedades de massa. Em geral, a química da superfície do biomaterial (pureza e tensão superficial crítica para humedecimento), a topografia e o tipo de integração de tecidos, por exemplo. O tecido ósseo, fibroso ou misto pode ser correlacionado com um prazo mais curto e mais longo. Respostas do hospedeiro in vivo Além disso, foi demonstrado que o ambiente do hospedeiro influencia diretamente a zona interfacial entre o biomaterial e o tecido, específica para as circunstâncias bioquímicas e biomecânicas locais da função de suporte de carga do aspeto clínico a longo prazo.

Embora seja necessário que todos os implantes dentários desempenhem funções semelhantes, os dispositivos disponíveis diferem tanto na composição como no design. Existe um consenso geral de que vários materiais, incluindo o titânio, a hidroxiapatite, o óxido de alumínio e outras cerâmicas, são biocompatíveis, mas existe menos consenso quanto ao que constitui um desenho ideal.[1]

Um dos principais factores que determinam o sucesso da implantação dentária é a *osteointegração,* que é a ancoragem estável de um implante no osso vivo, conseguida através de contactos diretos entre o osso e o implante. Osseointegração deriva do grego *osteon (osso)* e do verbo latino *integrare* (tornar completo). O termo refere-se à ligação estrutural e funcional direta entre os tecidos ósseos vivos e a superfície de um implante dentário subgengival de suporte de carga.

Per-Ingvar Branemark (n. 1929), um cirurgião ortopédico sueco e professor de investigação reconhecido como o "pai" da implantologia dentária moderna, propôs que os implantes de titânio (Ti) se integrem de forma a que o osso fique muito próximo do implante, sem qualquer tecido conjuntivo interveniente. Foi demonstrado que a camada de dióxido de titânio, TiO2, se funde permanentemente com o osso, como Branemark et al demonstraram na década de 1950.[2]

O titânio puro e as ligas de titânio são materiais padrão bem estabelecidos em implantes dentários devido à sua combinação favorável de resistência mecânica, estabilidade química e biocompatibilidade (Brunette *et al.,* 2001). A integração dos implantes de titânio com o osso circundante é fundamental para o êxito da regeneração óssea e da cicatrização do implante dentário.[3]

Há muito que se reconhece que as superfícies dos implantes desempenham um papel importante nas interações moleculares, na resposta celular e na osteointegração, e cientistas de todo o mundo desenvolveram implantes de segunda geração com superfícies que podem acelerar e melhorar a osteointegração dos implantes.[3]

Durante a osseointegração, os osteoblastos e a matriz mineralizada entram em contacto com a superfície do implante, mesmo quando são aplicadas cargas. O titânio e as suas ligas têm sido amplamente utilizados como materiais de implante há mais de 40 anos devido à sua excelente biocompatibilidade, propriedades mecânicas e elevada resistência à corrosão. A biocompatibilidade dos implantes é muito importante para o ambiente fisiológico em que são colocados.

A osteointegração proporciona uma ligação estável osso-implante que pode suportar uma prótese dentária e transferir cargas aplicadas sem concentrar tensões na interface entre o osso e o implante. A osteointegração tem lugar quando o osso é viável e o espaço entre o osso e o implante deve ser inferior a 10 nm, sem qualquer tecido fibroso[4]

A energia de superfície de um biomaterial é determinada pela superfície do material - densidade de carga e a polaridade líquida da carga. Em comparação com uma superfície eletricamente neutra, uma superfície com carga líquida positiva ou negativa pode ser mais hidrofílica. Sabe-se que a carga da superfície de um implante dentário é um fator chave para ajudar na adesão das células ósseas e na mineralização óssea na fase inicial da interface osso-implante. Assim, a modificação da carga superficial parece ser uma nova direção promissora para melhorar a osseointegração de um implante dentário de titânio.[2]

Com base na escala das caraterísticas, a rugosidade da superfície dos implantes pode ser dividida em topologias de tamanho macro, micro e nano. A topografia da superfície de um implante pode ser concebida tornando-a porosa ou revestindo a superfície do implante com outros materiais adequados para aumentar o contacto osso-implante, uma vez que a superfície anatómica do osso pode ser controlada. A rugosidade pode ser produzida nas superfícies dos implantes através da adição de procedimentos de substracção. Um arco de plasma é um tipo de processo de adição, que envolve a deposição de material de hidroxiapatite bioactiva na superfície dos implantes. O polimento, a maquinagem e o condicionamento ácido, por outro lado, são procedimentos de subtração. Estes tratamentos também podem ser classificados em métodos mecânicos, químicos, electroquímicos, de electropolimento, a vácuo, térmicos e a laser.[4]

Embora os implantes orais tenham melhorado a vida de milhões de pacientes, falta frequentemente informação fundamental sobre as caraterísticas dos implantes e o seu desempenho clínico. Foram identificados mais de 1300 implantes, produzidos por diferentes fabricantes.[1]

Por conseguinte, é importante saber se determinadas modificações da superfície ou materiais específicos melhoram os resultados clínicos e proporcionam o melhor tratamento disponível. Nos últimos anos, o conceito de prática baseada em provas tornou-se popular e o conceito implica a integração da experiência individual de um clínico com as melhores provas disponíveis provenientes de investigação sistemática.[5]

Estes diferentes métodos de modificação da superfície dos implantes podem conduzir a propriedades de superfície diferentes e únicas que podem afetar a resposta do hospedeiro ao implante. Esta dissertação da biblioteca analisa o estado da arte do desenvolvimento de superfícies de implantes dentários e as tendências actuais em modificações de superfícies que visam acelerar a osseointegração de implantes dentários. Esta dissertação da biblioteca também contém uma panorâmica das texturas de superfície mais populares, das modificações químicas, incluindo a conceção de nanossuperfícies com base na modificação à nanoescala da superfície do implante e da biologia da interface do implante oral.

CAPÍTULO 2

ORIGEM E HISTÓRIA

A origem dos implantes dentários remonta aos gregos, etruscos e egípcios. Estas civilizações utilizaram diferentes desenhos e materiais, desde o jade ao osso e ao metal. Albucasis de Condue (936-1013) tentou utilizar osso de boi para substituir dentes em falta e esta foi a primeira colocação de implantes documentada. Seguiu-se, ao longo dos séculos, uma série de transplantes de dentes humanos ou de animais. Estes implantes tornaram-se um símbolo de estatuto e substituíram outros substitutos artificiais.[46]

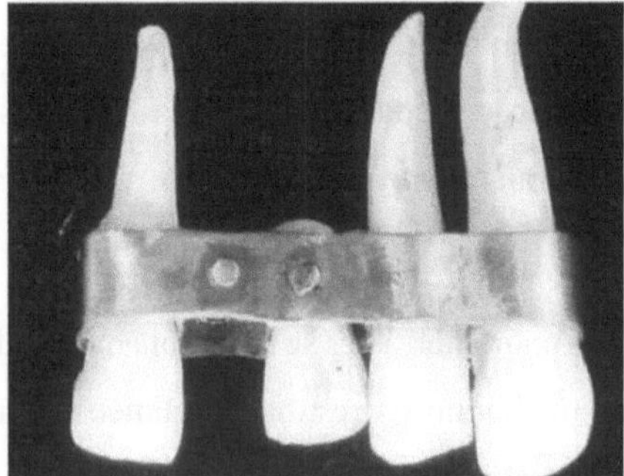

Figura 1

[th]Por volta do século XVIII, Pierre Fuachard e John Hunter documentaram ainda mais o transplante de dentes com condições para o seu sucesso. Houve insucesso devido à incompatibilidade do tipo de dente utilizado ou à falta de conformidade do dente com o alvéolo. O aumento das taxas de insucesso dos transplantes suscitou o interesse pela implantação de raízes artificiais.

Em 1809, Maggiolo fabricou raízes de ouro que eram fixadas a dentes pivotantes por meio de uma mola .[46]

Harris, em 1887, seguiu-se com a implantação de um pilar de platina revestido com chumbo.

Bonwell, em 1895, utilizou tubos de ouro ou de irídio implantados no osso para restaurar um único dente ou para suportar uma prótese completa.

Em 1898, Payne implantou uma cápsula de prata como base para uma coroa de porcelana que foi cimentada algumas semanas mais tarde.

Em 1905, Scholl demonstrou um implante de raiz ondulada de porcelana.

Em 1913, Greenfield introduziu um implante de cesto oco feito a partir da malha de fios de irídio-platina de calibre 24 soldados com ouro de 24 quilates.

Em 1937, Venable Stock e Beach analisaram os efeitos dos metais no osso. Propuseram o vatálio, um material composto por cobalto, crómio e molibdénio.

1947 Formiginni desenvolveu um implante em espiral de fio de hélice simples feito de tântalo ou aço inoxidável.

1948 Goldberg e Gershkoff relataram a inserção do primeiro implante subperiosteal viável.

Em 1952, Branemark desenvolveu um desenho de implante roscado feito de titânio puro.

Foi Branemark[47] que, em 1952, teve uma descoberta feliz (alguns diriam serendipitosa). O técnico de Branemark, Victor Kuikka, avisou que era impossível recuperar qualquer um dos microscópios de titânio ancorados no osso que ele tinha fabricado para uso na pesquisa do médico. Branemark descobriu que o titânio se tinha ligado irreversivelmente ao tecido ósseo vivo, uma observação que contradizia a teoria científica contemporânea da altura. Branemark decidiu repetir o efeito da fusão do metal com o osso e, posteriormente, demonstrou que, sob condições cuidadosamente controladas, o titânio podia ser demonstrado a nível histológico para se integrar estruturalmente no osso vivo. Mais importante ainda, foi capaz de demonstrar que isto podia ser conseguido com um grau muito elevado de previsibilidade e sem inflamação dos tecidos moles a longo prazo, encapsulamento fibroso ou falha do implante. Branemark denominou o fenómeno de osseointegração .[47]

A primeira aplicação prática da osseointegração foi a implantação de novas raízes de titânio num doente edêntulo em 1965 e o primeiro estudo inovador foi publicado 16 anos mais tarde por Adell et al. no *International Journal of Oral Surgery*. Esta foi claramente a faísca que conduziu ao que agora reconhecemos como o nascimento da implantologia moderna e a sua aceitação a nível mundial .[46]

Os primeiros implantes comerciais a serem vendidos chamavam-se Biotes, mas foram renomeados para refletir o inventor e, de facto, o implante Branemark continua a ser um dos principais sistemas de implantes disponíveis atualmente .[47]

Caracterizado pela sua superfície de titânio maquinada, passo de rosca e junta hexagonal externa, o implante tornou-se rapidamente no implante mais vendido no mercado, com um monopólio virtual de ciência sólida e produtos vendidos com base em investigação extensiva. Desde os primeiros sucessos clínicos cientificamente documentados de Branemark e dos seus colaboradores no meio edêntulo, a aplicação de implantes dentários osseointegrados progrediu para ser utilizada em pessoas parcialmente dentadas, na reabilitação protética de defeitos orais e maxilo-faciais e na reconstrução de defeitos congénitos em crianças e adolescentes .[28]

Atualmente, estão a ser utilizadas técnicas cirúrgicas de implantes numa só fase, para além do protocolo Branemark original de cirurgia em duas fases para a colocação de implantes .[47]

Relatórios preliminares também demonstraram que a colocação de implantes em maxilares irradiados pode dar bons resultados, mesmo sem oxigenoterapia hiperbárica adjuvante, para fornecer apoio em áreas com fluxo sanguíneo comprometido após a irradiação. A osteointegração é também utilizada na reconstrução ortopédica de várias partes do corpo humano. A osteointegração foi inicialmente descrita como uma relação em que "o tecido ósseo está em contacto direto com o implante, sem qualquer tecido conjuntivo intermédio". Mais tarde, foi definida como uma "ligação estrutural e funcional direta entre o osso ordenado e vivo e a superfície de um implante de suporte de carga".

Estas definições baseavam-se em observações retrospectivas radiográficas e de microscopia ótica e implicavam a ocorrência de contacto ósseo direto em torno de todo o implante. No entanto, com as técnicas actuais de investigação ultra-estrutural, esta interpretação parece ter sido sobrestimada, uma vez que não se obtém necessariamente uma aposição óssea a 100 % na superfície do implante endósseo.

Albrektsson e Johansson indicaram que a proporção de contacto direto entre o osso e o implante varia com o material e o desenho do implante, bem como com o estado do leito do hospedeiro, a técnica cirúrgica e o tempo e as condições de carga. Existe também uma morfologia variada do osso que se encontra sobre o implante, o que demonstra que a osteointegração é uma resposta de cicatrização consistente com o ambiente dinâmico no qual a prótese é inserida. Por conseguinte, a osseointegração é melhor definida como um "processo através do qual se obtém e mantém uma fixação rígida, clinicamente assintomática, de materiais aloplásticos no osso durante a carga funcional".[28]

Mais tarde, em 1994, Skalak e Branemark propuseram que a osseointegração fosse considerada como a soma total das seguintes definições, obtidas dos pontos de vista clínico, biológico, biomecânico e microscópico:

a. Um acessório está osseointegrado se não houver sinais e sintomas sob carga funcional.

b. Ao nível do microscópio de luz, a osteointegração é vista como uma ligação estrutural e funcional direta do novo osso ao suporte sem a interposição de tecido conjuntivo ou fibroso, e que esta ligação é capaz de suportar cargas fisiológicas normais.

c. Não deve haver qualquer movimento progressivo entre a fixação e o osso circundante sob carga funcional.

d. Ao nível do microscópio eletrónico, as estruturas que se encontram a nanómetros da maior parte da superfície do acessório devem ser identificáveis como osso normal mineralizado.

Estas definições descrevem o resultado final da osseointegração e, embora sejam apropriadas, o processo de osseointegração em si é uma atividade ao longo da vida de formação óssea, adaptação à função e reparação na interface osso-implante. Cooper et al salientaram que, por conseguinte, continua a ser necessário definir os eventos celulares e moleculares que controlam a formação e a manutenção do osso neste local, para que o processo de osteointegração seja previsível, especialmente em áreas onde o osso é deficiente.

CAPÍTULO-3

REVISÃO DA LITERATURA

O sucesso ou insucesso do tratamento com implantes dentários baseia-se principalmente nos princípios da criação e manutenção de uma interface entre o implante e o osso circundante. Isto pode ser conseguido através de um fenómeno chamado osseointegração, que é a ancoragem direta e estável de um implante devido à formação de tecido ósseo à volta do implante. Uma série de factores sistémicos e locais influenciam a produção de uma interface osseointegrada e, por conseguinte, a estabilidade do implante. No entanto, as caraterísticas da superfície dos materiais dos implantes em geral e a rugosidade da superfície em particular têm recebido muita atenção nos últimos anos para ajudar a conseguir uma interação favorável entre o implante e os tecidos biológicos. A modificação da topografia da superfície é um dos aspectos a ter em conta neste contexto. A superfície do implante foi submetida a vários procedimentos de tratamento para melhorar a sua composição química e rugosidade, que são favoráveis à formação óssea. Alguns procedimentos são de natureza aditiva e outros são de natureza subtractiva. Assim, diferentes autores apresentaram as suas análises sobre os tratamentos de superfície de implantes dentários. A seguir, é apresentado um pormenor da revisão, que inclui estudos passados e presentes realizados sobre os mesmos.

Schroeder A, Zypen E, Stich H, Sutter F (1981)[6] são apresentados os resultados avaliados de um projeto de investigação que tem estado em curso nos últimos 7 anos. O projeto centrou-se numa série de experiências com animais (macacos) destinadas a testar a adequação de implantes cilíndricos de titânio com superfícies pulverizadas com titânio. Concluíram que: 1. O osso aplica-se "anquilosamente" (ou seja, sem uma camada intermédia de tecido conjuntivo) à superfície do implante e, como revelado pela observação durante períodos de até 1 3/4 anos, permanece mesmo ligado à superfície do implante quando colocado sob carga. 2. As fibras do tecido conjuntivo entre o osso e o epitélio inserem-se na superfície pulverizada com titânio e parecem estar funcionalmente orientadas. 3. Se o pilar do implante estiver situado numa região de mucosa imóvel e queratinizada, tornam-se visíveis sinais de adesão das células epiteliais à superfície pulverizada com titânio. 4. O sucesso clínico do implante está claramente dependente (a) da presença de uma mucosa presa e imóvel ("gengiva") à volta do pilar do implante, e (b) de uma higiene oral perfeita.

McKinney RV, Steflik DE, Koth DL (1985)[7] estudaram que a interface da gengiva crevicular com a superfície de um implante dentário é uma zona crítica que representa o potencial selo biológico que protege o osso subjacente e os mecanismos de suporte dos tecidos moles de substâncias estranhas destrutivas. O exame ultra-estrutural das células epiteliais juncionais regeneradas que interagem com implantes dentários endósteos colocados cirurgicamente, constituídos por cerâmica de óxido de alfa-alumina na forma monocristalina, revelou uma lâmina basal externa e um corpo linear localizado entre a célula epitelial da superfície externa e o implante. Além disso, os hemidesmossomas estavam localizados em intervalos ao longo da membrana plasmática epitelial juncional externa. As subestruturas componentes da lâmina basal e dos hemidesmossomas eram semelhantes às observadas na interface com os dentes naturais. Estes dados apoiaram o conceito de que um selamento biológico viável pode desenvolver-se em torno de implantes dentários endósseos e fornecer suporte para um serviço clínico satisfatório.

Lekholm U, Ericsson I, Adell R, Slots J (1986)[8] examinou a condição dos tecidos moles nos pilares dos dentes e das estruturas que suportam as pontes fixas em 10 pacientes parcialmente edêntulos. Foi efectuada uma amostragem de placa supra e subgengival de ambos os dentes e suportes. As amostras foram analisadas relativamente à contagem total de bactérias, à distribuição relativa dos morfotipos bacterianos e à microflora cultivável. De cada paciente, foram obtidas biópsias de tecido mole de 1 dente e 1 pilar de fixação, e as amostras foram analisadas quanto à presença e extensão de infiltrados de células inflamatórias. O exame microbiológico mostrou que a distribuição dos morfotipos bacterianos na placa supra e subgengival, tanto nos dentes como nos pilares, era semelhante, independentemente da localização e do tipo de pilar. Os bastonetes não-móveis dominaram a microflora, enquanto as espiroquetas não foram detectadas ou ocorreram em proporções muito baixas. A partir da análise histológica, verificou-se que a maioria das biópsias de tecidos moles (75-80%), tanto de dentes como de fixações, continha apenas infiltrados celulares inflamatórios muito pequenos

Lemons J, Natiella J (1986)[9] estudou uma série de testes recomendados para a avaliação de implantes dentários. Estes materiais e instrumentos, juntamente com as publicações aqui analisadas que tratam da experimentação animal e da experiência com implantes em seres humanos, fornecem um esboço dos dados que tornaram a resposta dos tecidos aos implantes dentários mais claramente delineada. No entanto, existem vários aspectos específicos da resposta celular que continuam por esclarecer e correlacionar com os sinais clínicos e radiográficos. O estudo mais aprofundado da zona de interface com a correspondente caraterização dos materiais produzirá o capítulo final no desenvolvimento desta área tão interessante da medicina dentária. Conforme referido, não foi descrita de forma exaustiva nenhuma ligação epitelial a qualquer pilar de implante dentário que utilize microscopia de luz e eletrónica ou histoquímica. Em vez disso, surgiu um conceito de selagem biológica que delimita o meio externo da boca, com a sua microbiota e placa bacteriana, do meio interno do osso e do tecido conjuntivo, onde a verdadeira osteointegração pode ocorrer e ocorre.

Ruoslahti E, Pierschbacher MD (1987)[10] estudaram as interações moleculares que resultam na adesão celular. Muitas proteínas adesivas presentes nas matrizes extracelulares e no sangue contêm o tripeptídeo ácido arginina-glicina-aspártico (RGD) como local de reconhecimento celular. Estas proteínas incluem a fibronectina, a vitronectina, a osteopontina, os colagénios, a trombospondina, o fibrinogénio e o fator de von Willebrand. As sequências RGD de cada uma das proteínas adesivas são reconhecidas por pelo menos um membro de uma família de receptores estruturalmente relacionados, as integrinas, que são proteínas heterodiméricas com duas subunidades de membrana. Alguns destes receptores ligam-se apenas à sequência RGD de uma única proteína de adesão, enquanto outros reconhecem grupos delas. No lado citoplasmático da membrana plasmática, os receptores ligam a matriz extracelular ao citoesqueleto. Já foram identificadas mais de dez proteínas promotoras de adesão com RGD, comprovadas ou suspeitas, e a família das integrinas inclui pelo menos o mesmo número de receptores que reconhecem estas proteínas.

Em conjunto, as proteínas de adesão e os seus receptores constituem um sistema de reconhecimento versátil que fornece às células ancoragem, tração para migração e sinais de polaridade, posição, diferenciação e, possivelmente, crescimento.

Hosaka N, Nagata T (1987)[11] estudaram um novo implante de hidroxiapatite com uma parte densa e porosa, que melhorou a interface pescoço-lâmina própria do implante quando colocado no osso alveolar de cães. O tecido ósseo formou-se na superfície da parte porosa acima do rebordo do osso alveolar e as bandas fibrosas da lâmina própria que circundam o colo do implante foram ancoradas neste osso recém-formado. A estrutura do novo tecido era muito semelhante à dos dentes naturais e da gengiva. A análise histológica quantitativa indicou que esta disposição dos tecidos proporcionava proteção contra a invasão bacteriana e reduzia a formação de bolsas gengivais.

Holden CM, Bernard GW (1990)[12] avaliaram a interface do material de implante de hidroxiapatite com o novo osso. As células mesenquimais osteogénicas da calvária do rato foram cultivadas in vitro em contacto com uma hidroxiapatite porosa (PHA). Depois de a cultura de células mesenquimais ter sido incubada durante 12 a 13 dias, as colónias de osso contendo tecido resultantes foram fixadas, incluídas, seccionadas e coradas para avaliação microscópica. A microscopia eletrónica de luz e de transmissão (com coloração convencional) e a citoquímica de ácido túngstico fosforoso foram utilizadas para explorar e registar as interfaces microscópicas ópticas e ultra-estruturais na superfície da hidroxiapatite. Os osteoblastos encontrados em conjunto com colagénio bem desenvolvido, vesículas de matriz na matriz extracelular e cristais de hidroxiapatite recém-formados na superfície de PHA confirmaram o início da formação de osso tecido. Este estudo confirmou os dados in vivo de que o PHA é um material de implante viável porque é biocompatível e, ao contrário de vários outros materiais, parece estimular, ou pelo menos permitir, a osteogénese.

Sennerby L, Ericson LE, Thomsen P, Lekholm U, Astrand P (1991)[13] estudou a estrutura da interface osso-titânio em implantes orais clínicos recuperados. Sete implantes de titânio clinicamente estáveis, "osseointegrados", inseridos em maxilares humanos durante 116 anos, foram recuperados para análise morfológica da interface osso-titânio, utilizando 3 técnicas de preparação diferentes. Em geral, as áreas não ósseas consistiam em bolsas com osteócitos, tecido da medula óssea e/ou vasos. Foram preparadas secções para microscopia de luz e microscopia eletrónica de transmissão utilizando uma técnica de fratura, em que o implante foi separado do tecido incorporado antes do corte, e uma técnica de electropolimento, em que a parte maior do implante foi removida electroquimicamente. Nas áreas consideradas como contacto direto entre o osso mineralizado e o titânio ao microscópio de luz, a estrutura interfacial variava a nível ultra-estrutural. Nas áreas ao longo da interface, o tecido não mineralizado estava presente quer como uma zona estreita de 0,5-1 mícron de largura contendo fibrilhas de colagénio, quer como bolsas mais profundas contendo osteócitos ou vasos. Em áreas com contacto com osso mineralizado, foi observada uma camada granular amorfa (100-400 nm de largura) sem mineral na interface mais interna que confina com o osso mineralizado, com uma linha semelhante a uma lâmina limitante, com densidade de electrões (aproximadamente 50 nm de espessura). Concluiu-se que a interface osso-titânio dos 7 implantes orais de titânio recuperados clinicamente examinados no presente estudo era heterogénea.

Donley TG, Gillette WB (1991)[14] analisou a literatura relativa à anatomia periodontal normal e ao titânio utilizado no fabrico de implantes endósseos. Foram apresentadas informações sobre a adequação da ligação das células aos implantes, os possíveis mecanismos de formação da ligação das células e o efeito das propriedades da superfície do implante na ligação. Foi demonstrada uma ligação química entre a camada de óxido da superfície do implante de titânio e o epitélio, mediada por uma glicoproteína semelhante à observada entre o epitélio e as superfícies dos dentes naturais. Embora existam apenas evidências histológicas mínimas, as fibras do tecido conjuntivo adjacentes às superfícies de implantes de titânio podem fazer com que o tecido se aproxime firmemente do implante sem uma ligação biológica absoluta entre o implante e o tecido conjuntivo. A alteração da morfologia da superfície de titânio pode aumentar seletivamente a fixação de células epiteliais ou fibroblastos, aumentando teoricamente a formação de uma vedação biológica entre a superfície de titânio implantada e o tecido adjacente

Buser D, Weber HP, Donath K, Fiorellini JP, Paquette DW, WilliamsRC(1992)[15] examinou as reacções dos tecidos moles a implantes de titânio não submersos e sem carga. Foi colocado um total de 24 implantes em 6 cães beagle. Os implantes diferiam na sua área de crista por terem uma superfície grosseira, fina ou polida. Após 3 meses, todos os implantes estavam firmemente ancorados no osso e não apresentavam sinais clínicos de inflamação peri-implantar. Secções histológicas sub-calcificadas demonstraram que todos os implantes atingiram a osseointegração com contacto direto com o osso. As estruturas epiteliais mostraram um sulco peri-implantar com um epitélio sulcular não queratinizado e um epitélio juncional. Nenhuma das secções apresentava crescimento epitelial para baixo até à crista alveolar. Na área supracrestal, foi observado um contacto direto do tecido conjuntivo com o pilar do implante. Foi encontrada uma zona com cerca de 50 a 100 microns de largura de fibras circulares densas junto à superfície do implante. Não tinha vasos sanguíneos e assemelhava-se muito a uma formação de tecido cicatricial sem inflamação. Não foram encontradas diferenças significativas relativamente às reacções dos tecidos moles entre as 3 superfícies do implante. Concluiu-se que as diferentes texturas de superfície não influenciaram o padrão de cicatrização dos tecidos moles, mas tiveram influência na localização do contacto osso-implante mais coronal.

Huiskes R, Weinans H, van Rietbergen B (1992)[16] studied about Bone resorption around hip stems. Trata-se de um fenómeno preocupante, embora o seu significado clínico e os seus eventuais efeitos na longevidade da substituição sejam ainda incertos. A relação entre a flexibilidade do implante e a extensão da perda óssea, frequentemente estabelecida em séries de doentes clínicos e em experiências com animais, sugere que as alterações na morfologia óssea são um efeito da proteção contra o stress e um processo de remodelação adaptativo subsequente. Esta relação foi investigada utilizando a teoria de remodelação óssea adaptável à tensão em combinação com modelos de elementos finitos para simular o processo de remodelação óssea. Foram estudados os efeitos da flexibilidade do material da haste, da flexibilidade do osso e da reatividade do osso no processo e no seu eventual resultado. Foi estabelecido que as diferenças individuais na reatividade óssea e na qualidade mecânica do osso (densidade e rigidez) podem explicar as variações individuais encontradas em doentes e em experiências com animais. As hastes flexíveis reduzem a proteção contra o stress e a reabsorção óssea. No entanto, aumentam as tensões na interface proximal. Assim, a cura contra a reabsorção óssea que representam pode evoluir para um aumento das taxas de afrouxamento devido à descolagem da interface e ao micromovimento.

Misch CM, Ismail YH (1993)[17] efectuou uma análise tridimensional de tensão por elementos finitos para comparar modelos que representam um dente natural e um implante integrado ligado a próteses rígidas e não rígidas. Os modelos matemáticos descreveram um implante integrado ligado a um segundo dente pré-molar com uma prótese parcial fixa metalo-cerâmica de três unidades. Num dos modelos, o dente e o implante estavam ligados de forma rígida e, no outro, assumiu-se uma ligação não rígida. A partir de uma carga vertical simulada, o computador gerou contornos e valores de tensão resultantes (compressão e tração) nas dimensões horizontal e vertical. Uma comparação da magnitude e do padrão das tensões geradas nos modelos mostra diferenças mínimas. Embora os valores máximos de tensão fossem ligeiramente mais elevados em algumas áreas do modelo de prótese rígida, as diferenças eram insignificantes. Com base nas semelhanças entre os padrões dos contornos de tensão e os valores de tensão gerados nos dois modelos, a defesa de uma ligação não rígida devido a uma vantagem biomecânica pode ser incorrecta.

Wennerberg A, Albrektsson T, Andersson B, Krol JJ (1995)[18] evidenciado visualmente e numericamente com um perfilómetro ótico, foram inseridos implantes em forma de parafuso com 3 topografias de superfície diferentes em osso de coelho. Após um período de cicatrização de 12 semanas, foi necessário um binário de remoção estatisticamente mais elevado para desaparafusar parafusos com partículas de TiO_2 de 25 microns e parafusos com partículas de AI2O3 de 75 microns, em comparação com parafusos com uma superfície torneada. A avaliação histomorfométrica demonstrou uma maior percentagem de contacto osso-metal para os implantes jateados com partículas de TiO2 de 25 microns em comparação com os implantes maquinados. Foi encontrada uma maior área de superfície de osso nas roscas para os parafusos torneados em comparação com os parafusos jacteados com partículas de TiO2 de 25 mícrones. No seguimento a curto prazo, verificou-se uma melhor fixação dos implantes com uma rugosidade média da superfície de 0,9-1,3 microns e com uma estrutura de superfície homogénea do que dos implantes com uma rugosidade média da superfície de 0,4 microns e com uma direção clara do padrão da superfície.

Berglundh T, Lindhe J (1996)[19] determinou a dimensão da ligação mucosa-implante em locais com largura insuficiente da mucosa do rebordo. Foram utilizados 5 cães beagle. Foram efectuadas extracções de todos os pré-molares mandibulares e, 3 meses mais tarde, foram instalados 3 acessórios do sistema Branemark em cada lado. Após 3 meses de cicatrização, foi efectuada a conexão do pilar. No lado direito ou esquerdo da mandíbula, a conexão do pilar foi efectuada de acordo com o manual do Branemark System (lado de controlo). No lado contralateral (lado de teste), foi efectuada uma incisão que não atravessou o periósteo na crista da crista. O periósteo foi subsequentemente incisado, a conexão do pilar foi efectuada e os retalhos aparados foram suturados. As suturas foram removidas após 10 dias. Após um período de 6 meses de controlo da placa, os animais foram sacrificados, as biópsias foram recolhidas e processadas para microscopia ótica. O comprimento do epitélio juncional variou dentro de uma faixa bastante estreita. A altura do tecido conjuntivo supra-ósseo neste modelo variou entre 1,3+/-0,3 mm (lado de teste) e 1,8+/-0,4 mm (lado de controlo). Isto implica que pode ser necessária uma certa largura mínima da mucosa peri-implantar e que pode ocorrer reabsorção óssea para permitir a formação de uma fixação estável do tecido mole.

Gronowicz G, McCarthy (1996)[20] estudou a interação inicial da linha de células humanas semelhantes a osteoblastos Saos-2 com materiais de implantes ortopédicos. Foi analisado para determinar o mecanismo pelo qual estas células aderem às superfícies dos implantes. Permitiu-se que as células Saos-2 aderissem a discos compostos pelos materiais de implantes ortopédicos Titanium (Ti6A14V) e Zimaloy (CoCrMo) e a discos de controlo de vidro e plástico. O soro não teve qualquer efeito no número de células que se fixaram ao Tivanium e ao Zimaloy às 4 ou 24 horas, mas aumentou o número de células que se fixaram ao vidro às 24 horas. A síntese de colagénio foi determinada pela incorporação de [3H] prolina na proteína digerível por colagenase e na proteína não colagénica. Verificou-se um aumento significativo de 19% no colagénio sintetizado nas células cultivadas em Zimaloy durante 24 horas em comparação com o vidro, sem diferenças no Tivanium e no plástico.

Brunski JB (1997)[21] avaliou o processo de conceção e os aspectos biomateriais / biomecânicos da conceção de implantes endósseos. Os aspectos específicos considerados relacionam-se com os materiais, a forma do implante, os revestimentos de superfície especiais, os amortecedores de choque e a interface implante-tecido.

Taborelli M, Jobin M, François P, Vaudaux P, Tonetti M, Szmukler-Moncler S, Simpson JP, Descouts P (1997)[22] investigou as propriedades físico-químicas da superfície de lamelas de titânio comercialmente puro que foram submetidas a vários tratamentos destinados a otimizar a sua topografia com vista à aplicação em implantologia oral. A microrrugosidade da superfície, a composição química e a molhabilidade da água foram analisadas em lamelas de titânio preparadas por polimento mecânico, ataque ácido em HCl/H2SO4, após polimento mecânico ou jato de areia, e pulverização de plasma de titânio. A composição química foi medida por espetroscopia de electrões Auger. Os tratamentos não tiveram grande influência na composição química da superfície e todas as amostras apresentaram uma composição próxima da do TiO2 com pequenas quantidades de carbono, enxofre, silício e cálcio como impurezas. As amostras atacadas com ácido apresentam uma camada subsuperficial que contém hidrogénio abaixo da camada de óxido passivante nativa. A medição da molhabilidade da água mostra que todas as superfícies são hidrofóbicas, com um ângulo de contacto ligeiramente mais elevado para as superfícies atacadas com ácido. Os diferentes tratamentos analisados neste estudo preservam a composição química e as propriedades de molhabilidade da camada superficial de óxido nativo de titânio.

Meredith N, Book K, Friberg B, Jemt T, Sennerby L. (1997)[23] investigou a utilização de medições da frequência de ressonância na medição clínica da estabilidade dos implantes. As medições da frequência de ressonância foram efectuadas através da medição da resposta de um pequeno transdutor ligado a um implante ou pilar. Foram selecionados dois grupos de pacientes para o estudo. O Grupo A incluía 9 pacientes que tinham um total de 56 implantes colocados. As medições da frequência de ressonância foram efectuadas aquando da instalação do suporte e repetidas 8 meses mais tarde, aquando da ligação do pilar. A frequência de ressonância do sistema implante/transdutor aumentou em 50 dos 56 implantes, de um valor médio de 7473 Hz +/- 127 Hz ($P < 0,05$) para uma média de 7915 Hz +/- 112 Hz ($P < 0,05$). Dois implantes falharam a integração e a frequência de ressonância destes diminuiu. O grupo B incluía 9 pacientes que tinham recebido próteses fixas e um total de 52 implantes colocados. Foram examinados 5 anos após a colocação do acessório e as próteses foram removidas. Todos os implantes foram considerados clinicamente como estando osseointegrados. O nível do osso marginal à volta de cada implante foi calculado medindo o número de roscas expostas nas radiografias periapicais intra-orais e adicionado ao comprimento de cada pilar para obter um valor denominado comprimento efetivo do implante (EIL). As medições indicaram uma correlação ($R = -0,78$, $P < 0,01$) entre o EIL e a frequência de ressonância. Os resultados apoiaram a hipótese de que a frequência de ressonância de um sistema implante/transdutor está relacionada com a altura do implante não rodeado por osso e com a estabilidade da interface implante/tecido, determinada pela ausência de mobilidade clínica.

Stanford CM (1999)[24] avaliou a capacidade de obter uma interface de implante estável a longo prazo. Os estudos de resultados clínicos sugerem que os implantes de maior risco são os colocados em osso cortical comprometido (fino, poroso, etc.) em locais anatómicos com um mínimo de osso trabecular existente (caracterizado como osso tipo IV). Ao estabelecer e manter uma interface de implante num ambiente deste tipo, é necessário considerar o impacto das forças mastigatórias. Estas forças, por sua vez, têm o potencial de criar alterações localizadas na rigidez interfacial através das propriedades viscoelásticas do osso. As alterações nestas propriedades irão alterar a comunicação entre osteócitos e osteoblastos, levando a um aumento do crescimento de novo osso, à manutenção do osso estabelecido ou a uma perda (potencialmente catastrófica) de osso cortical ou trabecular. Por conseguinte, a chave para compreender o comportamento biomecânico e funcional na interface de um implante é controlar a extensão do comportamento de modelação e remodelação previsto através de um desenho de implante optimizado, combinado com uma compreensão aprofundada da forma como os tecidos respondem ao ambiente mecanicamente ativo.

Ivanoff CJ, Grondahl, Sennerby L, Bergstrom C, Lekholm U (1999)[25] estudou a influência das variações no diâmetro dos implantes. Sessenta e sete pacientes, com idades compreendidas entre os 16 e os 86 anos, foram incluídos neste relatório retrospetivo de 3 a 5 anos, centrado na sobrevivência do implante e na remodelação óssea marginal em relação ao diâmetro do implante. Um total de 299 implantes Brânemark (diâmetro de 3,75 mm: 141; diâmetro de 4,0 mm: 61; diâmetro de 5,0 mm: 97) foram colocados em 16 arcadas completamente e 51 parcialmente edêntulas. Sete dos 141 implantes do grupo de 3,75 mm de diâmetro falharam (5%). O valor correspondente para os implantes com 4,0 mm de largura foi de 2 em 61 (3%). A taxa de insucesso mais elevada, 18% (17/97), foi registada nos implantes de 5,0 mm de diâmetro. As taxas de sobrevivência cumulativa menos favoráveis foram observadas nas mandíbulas após 5 anos e envolvendo implantes de 4,0 mm e 5,0 mm de diâmetro (84,8% e 73,0%, respetivamente). A perda óssea marginal foi geralmente baixa durante o período de 5 anos. Quando os dados foram avaliados pela análise de regressão de Cox, foi encontrada uma relação entre a falha do implante e o diâmetro do implante ($P < .05$), com uma taxa de falha mais elevada para o implante de 5,0 mm de diâmetro. No entanto, não se verificou qualquer relação entre o insucesso do implante e o tipo de maxila, ou a qualidade e quantidade óssea, a perda óssea marginal e a qualidade e quantidade óssea, o diâmetro do implante ou o tipo de maxila, quando testados através da análise de regressão linear múltipla ($P > .05$). O facto de este implante ter sido frequentemente utilizado como implante de resgate quando os implantes padrão não foram considerados adequados ou não atingiram a estabilidade inicial foi outra explicação plausível.

Choi BH (2000)[26] investigou se se formará uma nova ligação do ligamento periodontal em implantes de titânio quando estes são implantados com células de cultura do ligamento periodontal. As células do ligamento periodontal obtidas dos dentes de 3 cães foram cultivadas e fixadas à superfície de implantes de titânio. Os implantes com as células do ligamento periodontal autólogo cultivadas foram colocados nas mandíbulas dos cães. Após 3 meses de cicatrização, o exame histológico revelou que, em algumas superfícies de implantes, tinha sido obtida uma camada de tecido semelhante ao cemento com fibras de colagénio inseridas. Estes resultados indicam que as células do ligamento podem formar tecido semelhante ao verdadeiro ligamento periodontal à volta dos implantes.
demonstraram que as culturas periodontais

Sykaras N, Lacopino AM, Marker VA, Triplett RG, Woody RD (2000)[27] estudou os materiais, desenhos e topografias de superfície de implantes dentários endósseos. As diferentes categorias de implantes dentários e os parâmetros do seu desenho foram analisados em relação ao seu efeito e significado no processo de osseointegração. Os eventos que se seguem imediatamente à implantação foram descritos, enfatizando os factores que desempenham um papel no desenvolvimento da interface osso-implante. Para além disso, foram revistos os métodos e técnicas que permitem a avaliação qualitativa e quantitativa da zona interfacial e avaliada a sua correlação clínica.

Isaz M, hobkirk JA (2000)[28] avaliou os muitos sistemas de implantes dentários atualmente utilizados, com vários e numerosos componentes disponíveis comercialmente. Com o aparecimento de novos sistemas e desenhos de implantes, é essencial que o utilizador compreenda que qualquer sistema selecionado deve basear-se em princípios científicos sólidos e ter capacidade de osseointegração. Isto foi definido de muitas formas diferentes, sendo os factores biomateriais, biológicos e biomecânicos as principais considerações. A restauração final baseia-se tanto no tecido biológico como nos componentes mecânicos. Uma vez que o sucesso da osteointegração se baseia no resultado clínico, os clínicos têm de assegurar que as tensões a que a superestrutura, o implante e o osso circundante estão sujeitos se encontram dentro dos limites toleráveis dos vários componentes, embora o grau de tolerância ainda não tenha sido totalmente definido.

Gintaras J et al (2003)[29] criaram uma superfície de implante condicionada por ácido que resulta numa superfície semelhante à obtida com a utilização de jato de areia combinada com condicionamento ácido e compararam-na com superfícies de implantes aparafusados disponíveis no mercado.

Akagawa Y, Abe Y (2003)[30] estudaram os principais requisitos para os biomateriais. Estes são a resistência à corrosão, a biocompatibilidade, a bioadesão (crescimento ósseo), a biofuncionalidade (propriedades mecânicas), a processabilidade e a disponibilidade. Os biomateriais podem ser classificados de acordo com a resposta biológica como biotolerantes, bioinertes e bioactivos. Verificou-se que os materiais bioinertes permitem a osteogénese de contacto, mas não formam uma ligação. Os materiais bioactivos são utilizados para a osteogénese de ligação química. O titânio comercialmente puro (cp Ti) e a liga Ti-6Al-4V são os metais de eleição para implantes dentários, uma vez que o Ti tem uma resistência excecional à corrosão no ambiente fisiológico e confere uma excelente biocompatibilidade. O potencial da superfície pode desempenhar um papel importante na facilitação da osseointegração. As diferentes fases das interações químicas e bioquímicas ocorrem na primeira fase de exposição da camada de óxido de Ti ao ambiente biológico.

Zhu X, Chen J, Scheideler L, Reichl R, Geis-Gerstorfer J (2004)[31] investigou os papéis da composição e das caraterísticas dos óxidos de superfície de titânio no comportamento celular dos osteoblastos, os óxidos de superfície de titânio foram modificados em termos de composição e topografia por oxidação anódica em dois tipos de electrólitos, (a) 0.2 M H(3)PO(4), e (b) 0,03 M glicerofosfato de cálcio (Ca-GP) e 0,15 M acetato de cálcio (CA), respetivamente. O fósforo (P: ca.10at%) ou tanto o cálcio (Ca: 1-6at%) como o fósforo (P: 3-6at%) foram incorporados nas superfícies anodizadas sob a forma de fosfato e fosfato de cálcio. A rugosidade da superfície foi ligeiramente diminuída ou aumentada (R(a) na gama de 0,1-0,5 micrómetros) nas superfícies anodizadas. A geometria dos microporos nas superfícies anodizadas variou com diâmetros até 0,5 micrómetros em 0,2 M H(3)PO(4) e até 2 micrómetros em 0,03 M Ca-GP e 0,15 M CA, dependendo das tensões e do eletrólito. Os ângulos de contacto de todos os óxidos anódicos situavam-se na gama de 60-90 graus. As experiências de cultura de células demonstraram a ausência de citotoxicidade e um aumento da adesão e proliferação de osteoblastos pelos óxidos anódicos. As células nas superfícies com microporos apresentaram um crescimento irregular e poligonal e mais lamelipódios, enquanto os osteoblastos na superfície de titânio utilizada como controlo ou nos óxidos anódicos formados a baixas tensões apresentaram muitas fibras de tensão espessas e contactos focais intensos. A atividade da fosfatase alcalina (ALP) das células não mostrou qualquer correlação com as caraterísticas da superfície dos óxidos anódicos.

Vidyasagar L, Apse P (2004)[32] estudou o protocolo tradicional de implantes dentários. Este baseava-se num protocolo cirúrgico submerso em duas fases, permitindo um período de cicatrização óssea de 3-6 meses. Assim, dentro de um período de tratamento, as próteses suportadas por implantes podem demorar até 7-8 meses a serem concluídas, o que, na perspetiva do paciente, pode ser insatisfatório. Numa tentativa de encurtar os períodos de tratamento, existe uma tendência para utilizar um procedimento cirúrgico não submerso numa só fase, juntamente com um protocolo de carga precoce/imediata. Consequentemente, a estabilidade primária do implante torna-se um pré-requisito para uma integração óssea bem sucedida dos implantes dentários. Conclui-se que, para tornar a carga precoce/imediata uma modalidade de tratamento previsível num osso de baixa densidade, devem ser efectuadas modificações técnicas para se adaptarem a diferentes situações clínicas no estabelecimento da largura biológica, otimizar a estabilidade inicial e maximizar a preservação da cortical óssea da crista, traduzindo as tensões de cisalhamento na interface para um componente mais compressivo.

Uehara T, Takaoka K, Ito K. (2004)[33] apresentou provas histológicas de osteointegração em implantes humanos recuperados devido a fracturas na porção ligada entre os pilares e as fixações, na sequência de um acidente de viação. A duração da carga funcional dos implantes foi de 18 meses. Dois implantes aparafusados revestidos a hidroxiapatite (HA) foram removidos com parte do osso saudável da região molar esquerda mandibular. Foi preparado um bloco com equipamento de corte e trituração para obter uma secção central com cerca de 50 micrómetros de espessura, que foi corada com fucsina básica e azul de metileno. O exame histológico revelou que o osso era denso e estava em estreita relação com o revestimento de HA dos implantes. Os interespaços de cada rosca do implante estavam preenchidos com osso mineralizado. Não foram observados tecidos moles peri-implantares na secção. Registou-se um elevado grau de osseointegração. A ligação entre o revestimento de HA de 30 e 50 micrómetros e o metal era uniformemente apertada e constante. Em conclusão, as provas histológicas mostraram um elevado grau de osteointegração em dois implantes dentários aparafusados revestidos com HA recuperados após carga funcional durante 18 meses.

Huang YH, Xiropaidis AV, Sorensen RG, Albandar JM, Hall J, Wikesjo UM (2005)[34] avaliou a formação óssea local e a osteointegração em implantes modificados com óxido poroso de titânio (TPO) em osso tipo IV. Foram sugeridos vários avanços na conceção de implantes orais para ultrapassar a má qualidade óssea, um impedimento para o sucesso do tratamento com implantes. Foi demonstrado que uma superfície de TPO oferece resultados favoráveis em vários contextos. Três implantes modificados com a superfície TPO (TiUnite) foram instalados na maxila posterior edêntula em cada um de 8 macacos Cynomolgus. Os animais foram injectados com etiquetas ósseas fluorescentes às 2, 3, 4 e 16 semanas após a cirurgia e foram submetidos a eutanásia na 16ª semana, altura em que foram recolhidas biópsias em bloco para análise histológica. A observação pr edominante da superfície do implante TPO foi uma fina camada de osso novo que cobria a maioria das roscas do implante. O contacto osso-implante médio (+/- SE) para todo o grupo de estudo foi de 74,1 +/- 4,8%. Os resultados sugerem que a superfície TPO possui um potencial osteocondutor considerável, promovendo um elevado nível de osteointegração do implante em osso tipo IV na maxila posterior.

Wennerberg A, Albrektsson T (2005)[35] estudou a topografia da superfície dos implantes ao nível micrométrico de resolução ("microtopografia"). Durante a última década, foi considerada como o fator mais importante para o sucesso do tratamento com implantes. Alegadamente, os períodos de cicatrização mais curtos e o maior sucesso dos implantes resultarão da utilização de superfícies moderadamente rugosas. No entanto, existe uma escassez de provas clínicas documentais para estas afirmações. Além disso, é difícil controlar a topografia da superfície do implante ao nível do micrómetro sem alterar a superfície ao nível do nanómetro ("nanotopografias"). A documentação clínica disponível refere-se principalmente a alterações topográficas ao nível de resolução micrométrico. Além disso, mesmo com a melhor das abordagens, a alteração da topografia da superfície resultará também, na maioria das vezes, numa alteração da química da superfície, o que indica a necessidade de considerar diferentes aspectos da qualidade da superfície e não apenas a topografia. Assim, uma tentativa de aumento da superfície ao nível do micrómetro pode também alterar a nanotopografia e a química da superfície.

Galli C, Guizzardi S, Passeri G, Martini D, Tinti A, Mauro G, Macaluso GM (2005)[36] comparou duas superfícies de titânio disponíveis no mercado: a superfície pulverizada com plasma (TPS) e a superfície jacteada com areia e gravada com ácido (SLA). As superfícies foram caracterizadas através de testes de rugosidade, microscopia eletrónica de varrimento (SEM), espetroscopia Raman e adsorção de proteínas para determinar as suas propriedades microtopográficas e químicas. O efeito das superfícies nos osteoblastos mandibulares humanos foi depois estudado em termos de morfologia, adesão, proliferação e diferenciação celular. Os osteoblastos humanos da mandíbula foram cultivados nestas duas superfícies e avaliados às 3, 6, 24 e 48 horas para determinar a adesão e a morfologia das células. A cinética de crescimento e diferenciação foi subsequentemente investigada através da avaliação do crescimento celular, da atividade da fosfatase alcalina, da produção de osteocalcina e osteoprotegerina aos 7, 14 e 21 dias. Embora a rugosidade fosse bastante semelhante, as duas superfícies apresentavam fortes diferenças na sua topografia e, consequentemente, a morfologia das células variava. Embora as células cultivadas em ambas as superfícies apresentassem boas capacidades de adesão, um fenótipo osteoblástico bem diferenciado e mantivessem um claro potencial de proliferação, o nosso estudo sugere que o tratamento com plasma pulverizado oferece um melhor desempenho do que a SLA, criando, pelo menos nas fases iniciais, melhores condições para a cicatrização dos tecidos.

Schwartz-Arad D, Mardinger O, Levin L, Kozlovsky A, Hirshberg A (2005)[37] efectuou um estudo que tinha como objetivo comparar a perda óssea marginal (MBL), as complicações e as taxas de sobrevivência a 12 anos de implantes revestidos com titânio comercialmente puro (cpTi) e hidroxiapatite (HA) colocados no maxilar. O grupo de estudo consistiu em 120 pacientes (77 mulheres, 43 homens) tratados de 1988 a 1997. Um total de 388 implantes (156 cpTi e 232 revestidos a HA) foram colocados no maxilar. Foram colocados 126 implantes imediatos (32,5%) e 262 (67,5%) implantes não imediatos. Os pacientes foram avaliados anualmente. O seguimento médio foi de 60 +/- 32,3 meses. O MBL foi medido em radiografias utilizando as roscas do implante como referência dimensional. O MBL, as complicações e as taxas de sobrevivência e sucesso a 12 anos foram correlacionados com o revestimento do implante, a altura da implantação, as dimensões do implante e a posição na arcada. A taxa de sobrevivência total aos 12 anos foi de 91,4%.

Os implantes revestidos a HA apresentaram uma taxa de sobrevivência a 12 anos significativamente mais elevada do que os implantes de cpTi Os implantes imediatos podem servir como uma opção previsível, proporcionando taxas de sobrevivência e sucesso mais elevadas. Os implantes revestidos a HA tiveram tendência a falhar menos durante a fase cirúrgica, mas apresentaram uma MBL média mais elevada em comparação com os implantes de cpTi.

David AP, Thomas MV (2006)[5] estudou as caraterísticas importantes da superfície e os seus potenciais efeitos no desempenho dos implantes dentários. Foi dada muita atenção às alterações na rugosidade e na química da superfície. Estas podem melhorar a interação com os tecidos duros e moles e reforçar as caraterísticas para suportar cargas. A interação mecânica entre o osso e as superfícies com textura pode levar à osteointegração e as interações químicas podem levar à osteocoalescência. O bloqueio mecânico macroscópico pode proporcionar a fixação inicial do implante, dando tempo para as reacções superficiais que conduzem à ligação química.

Gupta A, Dhanraj M, Sivagami G (2008)[38] estudou a fixação de células a superfícies de titânio, um fenómeno importante na área da implantologia clínica. Uma das principais considerações na conceção de implantes tem sido a produção de superfícies que promovam respostas desejáveis nas células e nos tecidos. Para atingir estes requisitos, a superfície do implante de titânio pode ser modificada de várias formas. Esta revisão centra-se principalmente na topografia da superfície dos implantes dentários atualmente em uso, enfatizando a associação das variáveis relatadas com os resultados biológicos.

Yeung SC (2008)[39] estudou o tecido mole peri-implantar no local apropriado. Foi discutida a relevância do selamento dos tecidos moles peri-implantares, a largura biológica, a zona gengival queratinizada e a necessidade de um controlo eficaz da placa bacteriana para manter a saúde dos tecidos moles peri-implantares. A presença de um selamento de tecido mole à volta dos implantes dentários e pilares e o seu papel na defesa contra a infeção foram demonstrados de forma convincente em estudos com animais. Para obter uma saúde peri-implantar estável a longo prazo, é importante conseguir um selamento adequado dos tecidos moles à volta dos implantes/restaurações dentárias. Os dados disponíveis até à data sugerem que, com uma boa higiene oral, a saúde dos tecidos moles peri-implantares pode ser mantida independentemente da presença de uma zona de tecido gengival queratinizado em redor do implante/restauração. Os estudos sobre a peri-implantite e a mucosite peri-implantar demonstraram ainda mais a relação causal entre a acumulação de placa dentária e a inflamação peri-implantar. Por conseguinte, é imperativo que os cuidados de manutenção a longo prazo dos implantes dentários e das restaurações dentárias suportadas por implantes incluam um regime rigoroso de controlo e monitorização da placa bacteriana.

Elias CN, Oshida Y, Lima JH, Muller CA (2008)[40] estudou as propriedades biológicas do titânio dependentes da sua película de óxido de superfície. Foram utilizados vários tratamentos mecânicos e químicos para modificar a morfologia da superfície e as propriedades dos implantes dentários de titânio. Um método possível para melhorar a biocompatibilidade dos implantes dentários consiste em aumentar a rugosidade da superfície e diminuir o ângulo de contacto.

Foram investigados os efeitos da rugosidade da superfície, do ângulo de contacto e da morfologia da superfície no binário de remoção de implantes dentários de titânio. Os implantes dentários maquinados e os discos fabricados com titânio comercialmente puro ASTM grau 4 foram submetidos a tratamentos de jato de areia, decapagem ácida e anodização. As morfologias da superfície das amostras foram caracterizadas por SEM, os parâmetros de rugosidade da superfície foram quantificados utilizando um perfilómetro sem contacto a laser e foi efectuada uma medição do ângulo de contacto. Os implantes dentários foram colocados na tíbia de coelhos e removidos 12 semanas após a cirurgia. Verificou-se que: (i) o condicionamento ácido homogeneizou os parâmetros de rugosidade da superfície; (ii) a superfície anodizada apresentou o menor ângulo de contacto; (iii) o teste invivo sugeriu que, em condições semelhantes, o tratamento da superfície teve um efeito benéfico na biocompatibilidade do implante medida através do torque de remoção; e (iv) o implante dentário anodizado apresentou o maior torque de remoção.

Abuhussein H, Pagni G, Wang HL (2009)[41] estudou as caraterísticas do desenho dos implantes, tais como o macro e o micro-desenho, que podem influenciar o sucesso global dos implantes. Atualmente, existe pouca informação disponível. Por conseguinte, o objetivo deste artigo foi examinar estes factores, tais como o passo da rosca, a geometria da rosca, o ângulo de hélice, a profundidade e a largura da rosca, bem como o módulo da crista do implante, que podem afetar a estabilidade do implante. Estratégia de pesquisa: Foi efectuada uma pesquisa bibliográfica na MEDLINE para identificar estudos, desde modelos laboratoriais simulados, animais, a humanos, relacionados com este tópico, utilizando as palavras-chave rosca de implante, macrodesign de implante, passo da rosca, geometria da rosca, ângulo de hélice, profundidade da rosca, largura da rosca e módulo da crista do implante.

Novaes AB Jr, de Souza SL, de Barros RR, Pereira KK, Iezzi G, Piattelli A (2010)[42] estudou as modificações na superfície de implantes. Isso ajudou no desenvolvimento de modalidades aprimoradas de tratamento dentário e na expansão do uso de implantes dentários. Atualmente, está disponível comercialmente um grande número de tipos de implantes com uma grande variedade de propriedades de superfície e outras caraterísticas, que têm de ser tratadas com precaução. Embora tenha sido demonstrado que as modificações da superfície melhoram a osseointegração nos primeiros tempos de implantação, por exemplo, o clínico deve procurar provas de investigação antes de selecionar um implante dentário para uma utilização específica. A revisão da literatura sobre superfícies de implantes dentários foi efectuada através da avaliação de estudos in vitro e in vivo para mostrar a perspetiva atual do desenvolvimento de implantes. A revisão incluiu resultados quantitativos e qualitativos sobre a análise da interface osso-implante utilizando topografias de superfície de micro e nano implantes. Além disso, é discutida a perspetiva da incorporação de moléculas biomiméticas (por exemplo, péptidos e proteínas morfogenéticas ósseas) na superfície dos implantes e os seus efeitos na formação e remodelação óssea à volta dos implantes

Muddugangadhar BC, Amarnath GS, Tripathi S, Dikshit S, Divya (2011)[43] analisou os vários biomateriais de implantes e a sua adequação de utilização em implantologia dentária e concluiu que o paciente recupera o contorno, a função, o conforto, a estética, a fala e a saúde normais, independentemente da atrofia, doença ou lesão do sistema estomatognático. Como resultado da investigação contínua no planeamento do tratamento, desenhos de implantes, materiais e técnicas, o sucesso previsível é agora uma realidade para a reabilitação de muitas situações difíceis. Os perfis de biocompatibilidade das substâncias sintéticas (biomateriais) utilizadas para a substituição ou aumento dos tecidos biológicos sempre foram uma preocupação fundamental nas disciplinas de cuidados de saúde. Para um desempenho ótimo, os biomateriais para implantes devem ter uma resistência mecânica adequada, biocompatibilidade e bioestabilidade estrutural em ambientes fisiológicos.

Chauhan CJ, Shah DN, Patel R (2011)[44] resumiu as propriedades dos diferentes biomateriais de implantes disponíveis no mercado, juntamente com as tensões e deformações presentes num sistema de implantes. A superestrutura ainda está incompleta, mas o micromovimento na interface deve ser evitado para a fixação óssea. A composição e a topografia da superfície do implante influenciam os fenómenos celulares na interface entre o osso e o biomaterial. Estes parâmetros de superfície requerem uma definição para interpretar a resposta do tecido a um determinado material. O aspeto mais crítico da biocompatibilidade depende, evidentemente, das propriedades básicas do material e da superfície dos biomateriais. Assim, o clínico deve considerar toda a informação disponível sobre o material e o desenho antes de iniciar um ensaio clínico alargado.

Alla RK, Ginjupalli K, Upadhya N, Shammas M, Ravi RK, Sekhar R (2011)[4] substituiu a parte danificada ou perdida da estrutura dentária por um material adequado, de modo a restaurar a função e a estética' do dente. Ao longo dos anos, têm sido utilizados vários materiais para este fim. Entre as várias categorias de materiais utilizados, os implantes tornaram-se mais populares no passado recente. Um implante é definido como um biomaterial que é inserido, parcial ou totalmente, no corpo para fins terapêuticos, de diagnóstico ou protéticos. Por outras palavras, servem de substitutos para a raiz do dente natural em falta. Após a inserção, integram-se no osso ao longo do tempo e servem de âncora para a prótese dentária

Guo CY, Tang ATH, Matinlinna JP (2012)[2] estudou os efeitos das cargas de superfície em implantes dentários e as propriedades do titânio. É o material mais amplamente utilizado para implantes dentários devido às suas propriedades desejáveis, por exemplo, elevada biocompatibilidade, baixa densidade, elevada rigidez e resistência, etc. Mais importante ainda, os implantes de titânio podem osseointegrar-se com osso vivo, o que significa que o novo osso cresce diretamente sobre a superfície do implante, sem qualquer camada intermédia de tecido mole. Um implante osseointegrado com sucesso tem geralmente uma forte ligação ao osso adjacente;

consequentemente, funciona normalmente bem e mantém-se estável durante um longo período de serviço. Está também clinicamente provado que os métodos de tratamento de superfície podem melhorar a taxa e a qualidade da osseointegração dos implantes de titânio. Este artigo centra-se em dois desses métodos

métodos, ou seja, o desbaste da superfície e o revestimento de hidroxiapatite (HA). Além disso, discutiu uma nova metodologia promissora, que tenta modificar a carga superficial dos materiais de titânio. Centrou-se nos melhores métodos actuais de tratamento de superfície para implantes dentários de titânio desenvolvidos e melhorados nas últimas duas décadas, ou seja, 1990-2011.

Abtahi J (2013)[45] estudou a inserção de implantes metálicos no osso. O sucesso destas operações estava dependente da fixação dos implantes, que depende da resistência do osso que os segura. Se a qualidade do osso que segura o implante pudesse ser melhorada localmente, os procedimentos cirúrgicos tornar-se-iam mais simples e a reabilitação seria mais rápida. Os bisfosfonatos são medicamentos anti-reabsorção que actuam especificamente nos osteoclastos, mantendo assim a densidade e a resistência do osso. Uma vez libertados da superfície de um implante revestido, os bisfosfonatos reduzem a atividade dos osteoclastos, alterando assim o equilíbrio da renovação óssea a favor da formação óssea, o que leva a um ganho líquido na densidade óssea local. Durante as últimas décadas, os efeitos do tratamento com bifosfonatos na estabilidade dos implantes foram testados em vários estudos clínicos e em animais, mas não em maxilares humanos. Isto pode dever-se ao facto de ter sido sugerido que existe uma ligação entre a utilização de bisfosfonatos (especialmente os administrados por via intravenosa) e uma doença denominada osteonecrose dos maxilares. A fisiopatologia e o tratamento da osteonecrose da mandíbula são controversos. A dificuldade no tratamento da osteonecrose da mandíbula realçou a importância da prevenção.

CAPÍTULO-4

CONCEPÇÃO DE IMPLANTES DENTÁRIOS

O desenho do implante refere-se à estrutura tridimensional do implante, com todos os elementos e caraterísticas que a compõem. Forma, formato, configuração, macroestrutura da superfície e macro-irregularidades são termos que têm sido utilizados na literatura para descrever aspectos da estrutura tridimensional.[1]

Propriedades biomecânicas - Ao considerar a conceção de um implante, seria também útil, se não essencial, dispor de dados sobre:

- A percentagem da superfície de um implante que será efetivamente suportada por tecidos interfaciais duros versus tecidos moles.
- As propriedades mecânicas dos tecidos interfaciais.
- A medida em que o implante dependerá do suporte mecânico do osso trabecular versus cortical.
- A resposta dos tecidos interfaciais às condições mecânicas impostas decorrentes de cargas in vivo no implante.
- A presença ou ausência de fixação ou ligação significativa dos tecidos interfaciais ao implante.

A conceção de implantes dentários pode ser classificada nas seguintes categorias

1) Classificação do desenho do implante:-
    A) Macro
    B) Micro
2) Conceção e produção de implantes dentários personalizados
3) Efeito do padrão de rosca na osteointegração do implante

1) A conceção dos implantes pode ser dividida em dois tipos

A) Conceção macro

B) Microdesign

A) PROJECTO MACRO Inclui os seguintes elementos

(i) Forma do fio

(ii) Conceção da rosca (por exemplo, geometria da rosca, ângulo de face, profundidade da rosca (altura), espessura (largura) ou ângulo de hélice da rosca.[41]

B) MICRO DESIGNS Constitui o seguinte:-.

(i) Materiais de implantes

(ii) Morfologia da superfície

(iii) Revestimento de superfícies

1) A) (i) FORMA DO FIO[41]

É determinado pela espessura da rosca e pelo ângulo da face da rosca. As formas de rosca disponíveis incluem:-

a) Forma de V

b) Forma quadrada

c) Contraforte

d) Forma de contraforte invertido

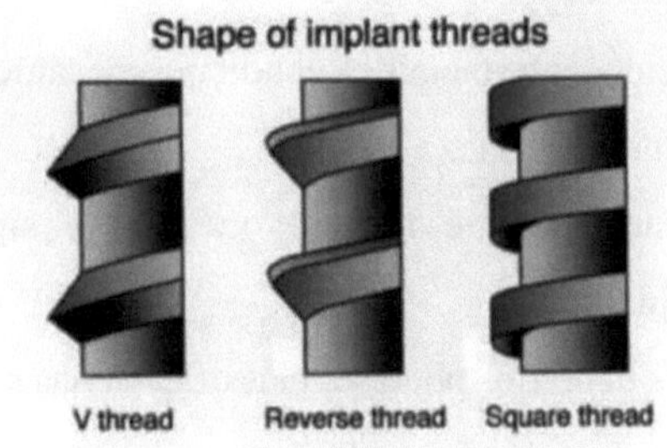

Figura 2

1) A) ii) CONCEPÇÃO DO CABO

a) **ÂNGULO DE FACE:** - É o ângulo entre uma face de uma rosca e um plano perpendicular ao eixo longo do implante. Na literatura sobre implantes, o ângulo de face mais adequado é o da face apical, onde a maior parte das forças de carga são dissipadas.[41]

b) Distância entre o centro da rosca e o centro da rosca seguinte, medida paralelamente ao eixo do parafuso. Pode ser calculado dividindo o comprimento da unidade pelo número de roscas. Em implantes de igual comprimento, quanto mais pequeno for o passo, maior será o número de roscas presentes.[41]

c) **O ÂNGULO DE HÉLICE DA ROSCA**: - Num implante de rosca simples, o passo é igual ao avanço (o comprimento de inserção de um implante sempre que este é rodado 360 graus). Alguns fabricantes introduziram implantes de rosca dupla ou mesmo tripla, em que duas ou três roscas correm paralelamente uma à outra. Isto permite uma inserção mais rápida do implante, mantendo teoricamente uma distância de passo mais favorável à resistência mecânica da interface osso-implante, ou seja, um implante de rosca tripla com uma distância de passo de 0,6 mm será inserido 1,8 mm sempre que for rodado 360 graus. No entanto, há que ter em conta que, à medida que aumenta o número de roscas paralelas entre si, o ângulo de hélice da rosca altera-se.[41]

De acordo com um estudo, a configuração mais favorável em termos de estabilidade do implante parece ser a de rosca simples, seguida da de rosca dupla. A rosca tripla foi considerada a menos estável.[41]

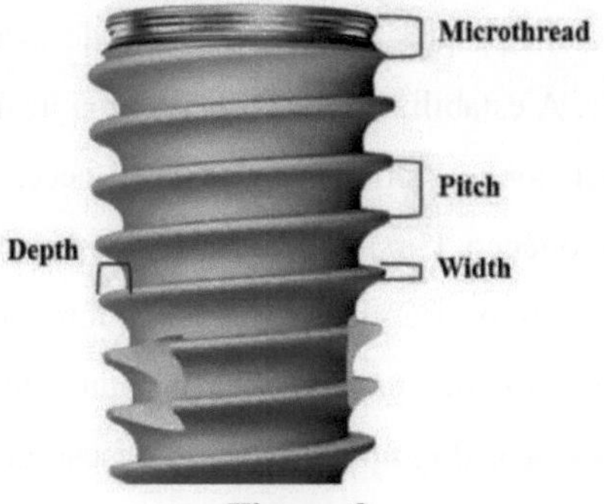

Figura 3

d) **PROFUNDIDADE E LARGURA DA ROSCA**: - A profundidade da rosca é a distância entre o diâmetro maior e o diâmetro menor da rosca. A largura da rosca é a distância no mesmo plano axial entre a parte mais coronal e a parte mais apical, na ponta de uma única rosca. Ambos os desenhos têm um efeito na área total da superfície do implante. Tendo em conta o mesmo corpo do implante, uma profundidade de rosca reduzida permitiria uma inserção mais fácil do implante. Por conseguinte, é consensual que quanto mais profundas forem as roscas, maior será a área de superfície do implante. Uma maior profundidade de rosca pode ser uma vantagem em áreas de osso mais macio e de maior força oclusal, devido à maior área de superfície funcional em contacto com o osso; por outro lado, uma profundidade de rosca reduzida permite uma inserção mais fácil em osso mais denso, sem necessidade de roscar.[41]

COMPRIMENTO DO IMPLANTE

À medida que o comprimento de um implante aumenta, aumenta também a área total da superfície. Como resultado, o axioma comum tem sido colocar um implante o mais longo possível e, de preferência, na placa cortical oposta. No entanto, quando este axioma é reavaliado, surgem vários desafios. A placa cortical oposta está envolvida principalmente nas regiões anteriores da boca, especialmente na mandíbula anterior. As forças de mordida são menores e a densidade óssea é maior nas regiões anteriores. O osso D1 é o osso mais forte e mais denso que raramente é observado clinicamente, exceto na mandíbula anterior.

A resistência à carga lateral é proporcionada pela força do osso e pelo contacto íntimo entre o osso e o implante. A estabilização bicortical, uma justificação frequentemente citada para implantes mais longos, simplesmente não é necessária no osso D1 porque já é um osso cortical homogéneo. Um implante longo no osso D2 ou D3 na mandíbula anterior pode aumentar o risco cirúrgico devido ao sobreaquecimento do osso. Um implante roscado nesta região pode não encaixar prontamente no osso mais denso da placa cortical apical e as roscas do implante podem descascar-se ao longo do resto da osteotomia, especialmente se forem menos densas. Uma vez formada a interface osso-implante, os implantes excessivamente longos não recebem transferência de tensão na região apical e não são necessários.[1]

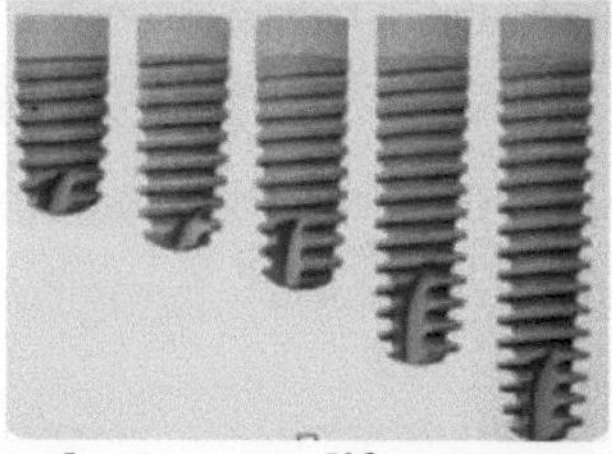

Figura 4: Implantes com diferentes comprimentos

Em osso de fraca qualidade D3 e D4, a área de superfície funcional pode ser maximizada para distribuir de forma óptima as cargas oclusais. Os ossos D3 e D4 são observados principalmente nas regiões posteriores da mandíbula, onde há menos osso disponível em comparação com as regiões anteriores. O aumento da área de superfície principalmente por comprimento nas regiões posteriores dos maxilares requer enxertos avançados ou cirurgia de reposicionamento do nervo e não beneficia as regiões primárias de maior stress - a região da crista óssea.

A análise de elementos finitos aponta para o facto de que a maior parte da tensão máxima gerada pela carga lateral pode ser dissipada também por implantes com 10 a 15 mm de comprimento, em comparação com implantes com 20 a 30 mm de comprimento. Para além disso, as tensões mais elevadas foram observadas nas regiões da crista óssea, independentemente do comprimento do implante. Esta análise confirma que os implantes mais compridos não são necessariamente melhores. Em vez disso, existe um comprimento mínimo de implante para cada densidade óssea, dependendo da largura e do desenho. Quanto mais macio for o osso, maior será o comprimento sugerido.[48]

LARGURA DO IMPLANTE

Ao longo das últimas cinco décadas de história dos implantes endósteos, a largura dos implantes tem vindo a aumentar gradualmente. Os implantes de pinos da Scialom tinham menos de 2 mm de largura. A forma de placa aumentou o colo numa dimensão mesiodistal. O implante Branemark apresentou pela primeira vez implantes de 3,75 mm. Atualmente, os implantes dentários reflectem geralmente o princípio científico de que um aumento da largura do implante aumenta adequadamente a área sobre a qual as forças oclusais podem ser dissipadas. Quanto maior for a largura do implante, mais este se assemelha ao perfil de emergência do dente natural. No entanto, o implante de titânio é 5 a 10 vezes mais rígido do que um dente natural. O aumento da largura dos implantes de 6 a 12 mm afecta a resistência à flexão do implante relacionada com o raio elevado à quarta potência.[1]

Os implantes eram, por vezes, tão rígidos devido ao seu tamanho e biomaterial que a tensão inadequada era transmitida ao osso, que reabsorvia. Foi observada uma proteção contra o stress quando foram colocados implantes dentários de óxido de alumínio, que eram 33 vezes mais rígidos do que o osso. Os implantes de dimensão semelhante à dos pré-molares e molares podem ser demasiado rígidos para exercer tensão sobre o osso dentro dos limites fisiológicos, podendo ocorrer atrofia por desuso. No entanto, a anatomia da crista óssea restringe normalmente a largura do implante a menos de 5,5 mm, exceto em situações clínicas limitadas[16]

e) IMPLANTE DE PESCOÇO (MÓDULO DE CRISTA)

O módulo da crista do corpo do implante é a região transosteal do corpo do implante e caracteriza-se por ser uma região de tensão mecânica altamente concentrada. É uma zona de transição para a estrutura de suporte de carga do corpo do implante. Um módulo da crista liso e de lados paralelos resultará em tensões de cisalhamento nesta região, tornando a manutenção do osso muito difícil. Um módulo de crista angulado a mais de 20 graus, com uma textura de superfície que aumente o contacto com o osso, imporá um ligeiro componente compressivo benéfico ao osso contíguo e diminuirá o risco de perda óssea. O módulo da crista do corpo do implante deve ser ligeiramente maior do que o diâmetro da rosca exterior. Assim, o módulo da crista assenta totalmente sobre a osteotomia do corpo do implante, impedindo a entrada de bactérias ou tecido fibroso. A vedação criada pelo módulo de crista maior também proporciona uma maior estabilidade inicial do implante após a colocação, especialmente em osso mole não preparado, uma vez que comprime a região. O diâmetro maior também aumenta a área de superfície, o que contribui para a diminuição da tensão na região da crista em comparação com os módulos de crista de menor diâmetro.[1]

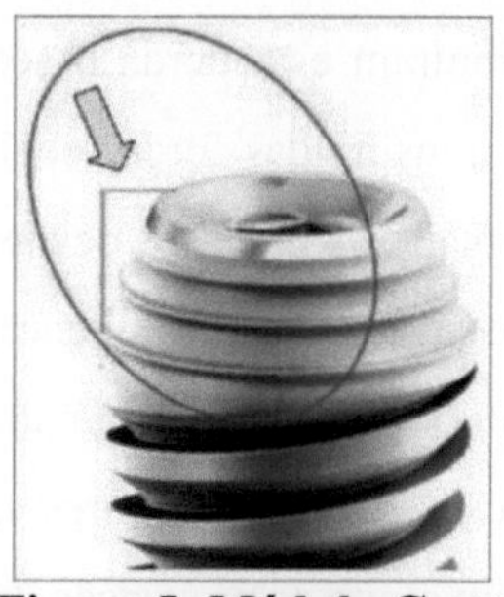

Figura 5: Módulo Crest

Foi referido que as tensões ósseas mais elevadas se concentram no osso cortical na região do colo do implante, tal como demonstrado na Análise de Elementos Finitos (FEA) de implantes carregados com ou sem superestrutura.[17]

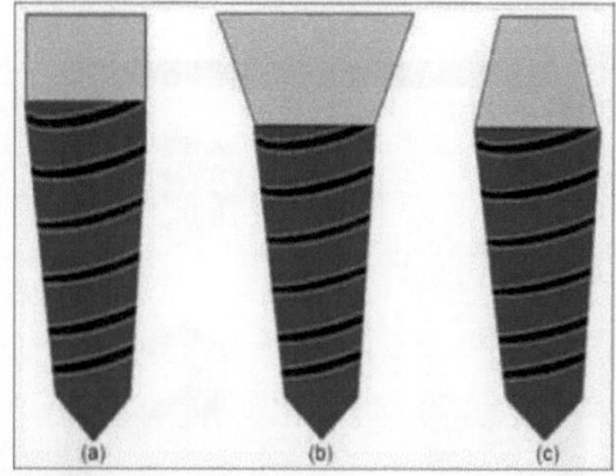

Figura 6: Tipos de módulos de crista

Foi sugerido que o colo do implante deve ser liso/polido, apoiando a convicção de que o módulo da crista não deve ser concebido para suportar cargas. A utilização de um módulo de crista rugoso que esteja ao nível da crista do osso pode proporcionar um estímulo de tensão positivo para o osso e diminuir a perda óssea nesta área, enquanto a parte lisa do módulo de crista, acima do nível do osso da crista, deve proporcionar uma área para o contacto do tecido conjuntivo e epitelial. Isto é consistente com os resultados de experiências e estudos clínicos que demonstraram que a perda óssea começa à volta do colo do implante.[24]

B) <u>MICRO THREADS</u>:-Recentemente, foi introduzido o conceito de micro threads na porção crestal para manter o osso marginal e os tecidos moles à volta dos implantes. Alguns autores atribuíram esta perda óssea à "Atrofia por Desuso". Na presença de um colo liso, são transmitidas forças negligenciáveis ao osso marginal, levando à sua reabsorção. No entanto, a presença de elementos de retenção no colo do implante dissipará algumas forças, levando à manutenção da altura da crista óssea. Lee et al (2007) concluíram um estudo sobre o corpo humano, comparando implantes com ou sem micro-fios na porção crestal.[41] Os autores indicaram que a adição deste elemento de retenção pode ter um efeito na prevenção da perda óssea marginal contra a carga. De um modo geral, a adição de roscas ou micro roscas até ao módulo da crista de um implante pode ter um potencial contributo positivo para a preservação do osso marginal.[41]

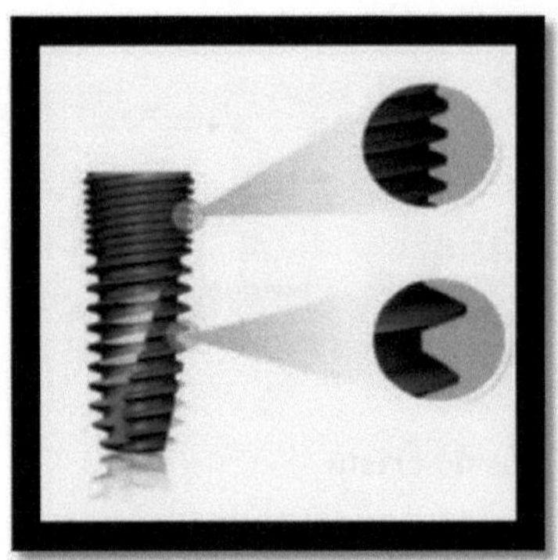

Figura 7: Micro roscas do implante

2) <u>CONCEPÇÃO E PRODUÇÃO DE IMPLANTES DENTÁRIOS PERSONALIZADOS</u>

Os implantes tradicionais são produzidos a partir de titânio forjado maquinado. Os implantes dentários clássicos são constituídos por um conjunto de três componentes: o dispositivo de fixação da forma da raiz, que encaixa efetivamente no osso do maxilar; o pilar transmucoso e um parafuso de ligação. O pilar transmucoso é a estrutura de suporte onde a prótese dentária (também conhecida como coroa) é instalada. A fixação da forma de raiz é roscada, ranhurada, perfurada, pulverizada a plasma ou revestida. As actuais tecnologias de fabrico rápido incluem a sinterização selectiva a laser (SLS), a micro-sinterização a laser, a fusão selectiva a laser (SLM), o revestimento a laser tridimensional (3D), a fusão por feixe de electrões (EBM) e a sinterização por feixe de electrões (EBS). Uma outra melhoria do design é a substituição da configuração de três componentes, que tem produzido problemas nos implantes dentários tradicionais, por um implante de um componente com duas interfaces: uma interface implante/osso maxilar e uma interface implante/prótese dentária.[9]

3) EFEITO DO PADRÃO DE ROSCA NA OSSEOINTEGRAÇÃO DO IMPLANTE

Albrektson et al (1981) referiram que factores como as técnicas cirúrgicas, o leito do hospedeiro, o desenho do implante, a superfície do implante, a biocompatibilidade do material e as condições de carga demonstraram afetar a osteointegração do implante. O desenho do implante, a forma da rosca e a distância Pitch são factores a considerar ao selecionar as caraterísticas do implante que ajudariam em diferentes condições clínicas.[41]

Duas hipóteses principais teorizaram os elementos que afectam a obtenção e a manutenção da integração de Osseo.

1. A "Hipótese Biológica" centra-se no efeito da placa bacteriana e dos padrões de resposta do hospedeiro na sobrevivência dos implantes.
2. A "Hipótese Biomecânica" salienta a sobrecarga oclusal no osso de suporte e o efeito das forças de compressão, tração e cisalhamento na integração do Osseo.[41]

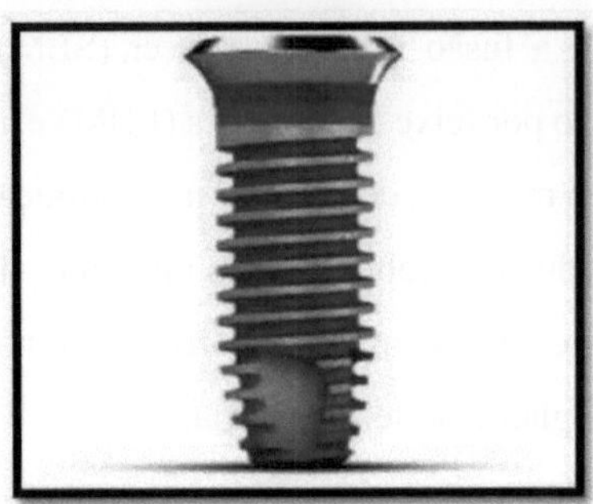

Figura 8: Implantes roscados

PAPEL DA CONCEPÇÃO DO IMPLANTE NA ESTABILIDADE INICIAL DO IMPLANTE

Um fator comum entre a carga precoce e a carga retardada dos implantes dentários é a estabilidade inicial do implante, o que implica que a aposição estreita do osso no momento da colocação do implante, devido a factores como a qualidade do osso e a técnica cirúrgica, pode ser o critério fundamental para obter a osteointegração.[23] Esta "ancoragem" de um implante no osso também pode ser influenciada pela conceção do implante, com factores como a área de superfície total, o comprimento e a configuração da rosca. Seguem-se os princípios de conceção,[32] que se pretendem alcançar através da conceção de um implante:

a) Obter uma estabilidade inicial que reduza o limiar do "micromovimento tolerado" e minimize o período de espera necessário para carregar o implante.

b) Incorporar factores de conceção que diminuam o efeito das forças de cisalhamento na interface (como a rugosidade da superfície e as caraterísticas da rosca) para que o osso marginal seja preservado.

c) Caraterísticas de conceção que podem estimular a formação óssea e/ou facilitar a cicatrização óssea (osteointegração secundária)

CAPÍTULO-5
BIOMATERIAIS PARA IMPLANTES

Os biomateriais são os materiais que são compatíveis com os tecidos vivos. As propriedades físicas dos materiais, o seu potencial de corrosão no ambiente tecidular, a sua configuração superficial, a indução tecidular e o seu potencial para provocar uma resposta inflamatória ou de rejeição são factores importantes nesta área. A disciplina dos biomateriais evoluiu significativamente nas últimas décadas. O objetivo da investigação sobre biomateriais tem sido e continua a ser o desenvolvimento de materiais de implante que induzam uma cicatrização previsível, controlada e rápida dos tecidos interfaciais, tanto duros como moles.[28]

O aspeto mais crítico da biocompatibilidade depende das propriedades básicas do material e da superfície dos biomateriais.

Os materiais utilizados para o fabrico de implantes dentários podem ser classificados de duas formas diferentes:[43]

1. Ponto químico - metais, cerâmica
2. Materiais biológicos biodinâmicos pontuais: biotolerantes, bioinertes, bioactivos

Os biomateriais, independentemente da sua utilização, dividem-se em quatro categorias gerais:

1. Metais e ligas metálicas
2. Cerâmica
3. Polímeros sintéticos
4. Materiais naturais

Os metais e as ligas metálicas utilizados nos implantes orais incluem o titânio, o tântalo e as ligas de Ti-Al-Va, Co-Cr-Mb, Fe-Cr-Ni. Estes materiais são geralmente selecionados com base nas suas propriedades de resistência global.

Os materiais bio-inertes permitem uma aproximação do osso na sua superfície, o que conduz à osteogénese de contacto. Estes materiais permitem a formação de osso novo na sua superfície e a troca de iões com os tecidos leva à formação de uma ligação química ao longo da interface que permite a osteogénese.

Os biotolerantes são aqueles que não são necessariamente rejeitados quando implantados em tecidos vivos. São a proteína morfogenética óssea humana-2 (rh BMP-2), que induz a formação óssea *de novo.*

Os biomiméticos são materiais de engenharia integrados em tecidos, concebidos para imitar processos biológicos específicos e ajudar a otimizar a resposta curativa/regenerativa do microambiente do hospedeiro.

Os materiais bioinertes e bioactivos são também chamados osteocondutores, o que significa que podem atuar como suportes que permitem o crescimento ósseo nas suas superfícies

Classificação dos materiais de implantes

1. De acordo com Yasumasa Akagawa[30]

Biotolerante

Metais

Ligas de cobalto-crómio Aço inoxidável, ouro, zircónio, nióbio, tântalo

Polímeros

Polietileno,
Politetrafluoroetileno,
Poliuretano
Poliamida,
Polimetilmetacrilato,

Bioinert

Metais

Titânio comercialmente puro
Ligas de titânio

Cerâmica	Óxido de alumínio, Óxido de zircónio
Cerâmica bioactiva	Hidroxiapatite

COM BASE NA COMPOSIÇÃO QUÍMICA

Fosfato tricálcico

Fosfato tetracálcico,

Pirofosfato de cálcio,

Floroapatite, brushite,

Carbono (vítreo, pirolítico),

Carbono Silício,

Bioglass.

FACTORES QUE AFECTAM OS BIOMATERIAIS DOS IMPLANTES

Os factores que afectam a biocompatibilidade incluem:

A. Factores químicos

B. Factores mecânicos

C. Factores eléctricos

D. Propriedades específicas da superfície[43]

A. Factores químicos

A corrosão pode ser definida como a perda de iões metálicos da superfície de um metal para o ambiente circundante. Existem três tipos básicos de corrosão: Geral, por pites e por fendas.

Corrosão geral

A corrosão geral ocorre quando um metal é imerso numa solução electrolítica. Os iões carregados positivamente do metal são transferidos para o eletrólito líquido e o metal transporta os electrões carregados negativamente[43] . Esta migração continua até que a diferença de potencial entre o metal e o eletrólito seja suficientemente grande para impedir que mais iões entrem na solução ou que os electrões sejam transferidos, atingindo-se assim o ponto de equilíbrio.

Corrosão por pite

A corrosão por picadas ocorre num implante com uma pequena superfície de picada colocado numa solução. Um implante deste tipo apresenta duas condições de superfície diferentes. Quando o metal perto do fosso se dissolve ou perde iões positivos da sua superfície, a carga negativa associada dos electrões libertados tem de ser dissipada através do metal do implante. Este tipo de corrosão pode avançar muito rapidamente, atacando ativamente os implantes metálicos se não existirem condições adequadas de material e superfície. Este tipo de corrosão é designado por corrosão por pite.

Corrosão em fendas

A corrosão em fendas ocorre em torno da interface osso-implante ou de um dispositivo de implante em que existe uma superfície sobreposta ou de tipo compósito sobre um substrato metálico num ambiente de tecido/fluidos com espaço mínimo, podendo existir pouco ou nenhum oxigénio na fenda. Quando os iões metálicos se dissolvem, podem criar um ambiente local com carga positiva na fenda, o que pode proporcionar oportunidades de corrosão na fenda. Assim, a seleção de metais e ligas para biomateriais depende de uma compreensão dos fenómenos de corrosão e biocorrosão. Todos os metais se ionizam até certo ponto, diminuindo normalmente com o aumento da neutralidade da solução metálica.

B. PROPRIEDADES MECÂNICAS

As propriedades mecânicas importantes dos biomateriais que devem ser consideradas no fabrico de implantes dentários são[43]

1. Módulo de elasticidade
2. Resistência à tração

3. Resistência à compressão
4. Alongamento
5. Metalurgia.

Módulo de elasticidade: Uma propriedade importante de qualquer material biocompatível é o seu módulo de elasticidade (E), que representa a resposta elástica à tensão mecânica. As forças (F) e as tensões no interior do osso que resultam da carga de um implante equilibram o efeito das forças aplicadas externamente pela oclusão ou ação muscular. Estas forças podem estabelecer uma condição de equilíbrio estático. Quando estas forças não estão em equilíbrio, o implante e o osso deformam-se ou sofrem tensão mecânica. Na deformação elástica, o implante e o osso recuperam as suas dimensões originais após a remoção da força. Na deformação plástica, a dimensão original é alterada permanentemente após a remoção da força aplicada.

Neste caso, as propriedades do material são tais que é possível obter um grau desejado de alteração permanente da dimensão original, mantendo a integridade metalúrgica e clínica.

Forças de tração ou compressão (tensões): Esta força, quando aplicada a um biomaterial ou osso, causa uma mudança de dimensão (deformação) que é proporcional ao módulo de elasticidade.

Alongamento: A magnitude dos módulos de elasticidade pode fornecer uma medida direta do grau e do movimento relativo que se pode esperar na interface. Tanto o osso como o implante deformam-se (deformação) como resultado de forças aplicadas a qualquer um deles. Fisiologicamente, este movimento relativo determina, em parte, o estado de saúde ou patológico dos componentes da interface e influencia a integração do tecido circundante.

Metalurgia: Os metais utilizados no fabrico de implantes são uma consideração importante. Os grãos, frequentemente designados por cristais, podem ter várias formas geométricas. Apresentam orientações cristalográficas que resultam da sua formação, forma geométrica e localização na estrutura global. Os metais podem ser cunhados ou espremidos nas formas desejadas quando existe ductilidade suficiente, de modo a que o rearranjo relativo dos grãos ocorra sem afetar a integridade.

A cunhagem é o processo de moldagem de um metal num molde ou matriz, especialmente por estampagem. No início da década de 1970, a investigação de Matarese e Weiss resolveu este problema, levando ao fabrico dos primeiros implantes dentários endósteos cunhados. O processo de cunhagem permite modificações geometricamente precisas e planeadas do tamanho e orientação do grão. Isto reduz a fadiga do metal durante cargas cíclicas a longo prazo e promove a facilidade e maior segurança durante os ajustes de inserção para seguir a anatomia óssea e estabelecer o paralelismo intra-oral para restaurações protéticas.

C. Factores eléctricos

Métodos físico-químicos: A energia da superfície, a carga da superfície e a composição da superfície são algumas das caraterísticas físico-químicas que têm sido alteradas com o objetivo de melhorar a interface osso-implante. A descarga incandescente tem sido utilizada para aumentar a energia livre da superfície, de modo a melhorar a adesão dos tecidos. O aumento da energia de superfície não aumenta seletivamente a adesão de células ou tecidos específicos; não foi demonstrado que aumente a resistência interfacial osso-implante. Embora os resultados clínicos a curto prazo tenham sido encorajadores, a dissolução dos revestimentos, bem como a fissuração e a separação dos substratos metálicos continuam a ser uma preocupação no que respeita aos revestimentos de hidroxiapatite.

Métodos morfológicos: As alterações na morfologia e rugosidade da superfície do biomaterial têm sido utilizadas para influenciar as respostas das células e dos tecidos aos implantes. Os revestimentos porosos foram originalmente desenvolvidos com a justificação de que o encravamento mecânico do osso em crescimento aumentaria a fixação e a estabilidade do implante. Para além de proporcionarem um bloqueio mecânico, as superfícies com ranhuras especialmente contornadas podem induzir uma orientação por contacto, em que a direção do movimento celular é afetada pela morfologia do substrato. No que respeita à rugosidade da superfície e aos seus efeitos, existe uma vasta literatura, mas inconclusiva, sobre os efeitos biológicos e clínicos. Utilizando sistemas de cultura de células *in vitro,* os autores não chegaram todos às mesmas conclusões sobre o papel da rugosidade da superfície. Cochran et al referiram que a fixação e proliferação de fibroblastos e células epiteliais humanas *in vitro* foram afectadas pelas caraterísticas da superfície do titânio. Em geral, estes estudos *in vitro em* animais e clínicos não produziram conclusões convincentes sobre o papel da composição e textura da superfície no que respeita à resposta óssea na interface.

Métodos bioquímicos: Os métodos bioquímicos de modificação de superfícies constituem uma alternativa ou um complemento aos métodos físico-químicos e morfológicos. A modificação bioquímica da superfície procura utilizar os conhecimentos actuais sobre a biologia e a bioquímica da função e diferenciação celular. O objetivo da modificação bioquímica da superfície é mobilizar proteínas, enzimas ou péptidos nos biomateriais para induzir respostas específicas das células e dos tecidos ou, por outras palavras, para controlar a interface tecido-implante com moléculas entregues diretamente na interface. Uma abordagem para controlar as interações célula-biomaterial utiliza moléculas de adesão celular. As proteínas do plasma e da matriz extracelular incluem a fibronectina, a vitronectina, o colagénio tipo I, a osteogenina e a sialoproteína óssea. A investigação demonstrou também que os péptidos contendo RGD promovem a adesão das células.

Uma segunda abordagem à modificação bioquímica da superfície utiliza biomoléculas, que demonstraram efeitos osteotrópicos. Estes efeitos vão desde a mitogenicidade (fator de crescimento da interleucina-i, FGF-2 e fator de crescimento derivado das plaquetas-BB) até ao aumento da atividade das células ósseas, o que aumenta a síntese de colagénio para a osteoindução.

D. Factores específicos da superfície

Eventos na interface osso-implante

O desempenho dos biomateriais pode ser classificado em termos de:

1. A reação do hospedeiro ao implante.

2. O comportamento do material no hospedeiro.

Resposta do material: O evento que ocorre quase imediatamente após a implantação de metais, tal como acontece com outros biomateriais, é a adsorção de proteínas. Estas proteínas provêm, em primeiro lugar, do sangue e dos fluidos dos tecidos no local da ferida e, mais tarde, da atividade celular na região interfacial. Existe uma vasta literatura que descreve a oxidação de implantes metálicos, tanto *in vivo* como *in vitro.* Embora os biomateriais de implantes metálicos tenham sido originalmente selecionados devido às suas películas de óxido estáveis, é sabido que as superfícies de óxido continuam a sofrer alterações electroquímicas no ambiente fisiológico.

Além disso, os estudos analíticos de superfície mostram que a composição química da película de óxido se altera com a incorporação de cálcio, fósforo e enxofre. Outra consequência destes acontecimentos é a libertação de iões metálicos nos tecidos. Estes subprodutos da corrosão acumulam-se localmente, mas podem também propagar-se sistemicamente. Foram medidos teores significativamente elevados de metais tanto nos tecidos periprotéticos como no soro e na urina de doentes com implantes ortopédicos.

Resposta do hospedeiro: A resposta do hospedeiro aos implantes colocados no osso envolve uma série de eventos celulares e matriciais que, idealmente, culminam na cicatrização dos tecidos, conduzindo a uma aposição íntima do osso ao biomaterial, ou seja, uma definição operativa de osseointegração. Para que este contacto íntimo ocorra, as lacunas que existem inicialmente entre o osso e o implante na cirurgia devem ser preenchidas inicialmente por um coágulo sanguíneo e o osso danificado durante a preparação do local do implante deve ser reparado.

Estudos morfológicos revelaram a heterogeneidade da típica interface osso-implante. Uma caraterística frequentemente referida é a presença de uma zona interfacial fibrilar, comparável às linhas de cimento e à lâmina limitante. Embora a sua espessura e aspeto variem, esta zona forma-se independentemente do tipo de biomaterial implantado, incluindo CpTi, aço inoxidável e hidroxiapatite. Foram observados osteoblastos, osteoide e matriz mineralizada adjacentes à lâmina limitante, sugerindo que o osso pode ser depositado diretamente na superfície do implante, estendendo-se para fora do biomaterial. Assim, a formação óssea na região peri-protésica ocorre em duas direcções: O osso de cicatrização aproxima-se do biomaterial, mas o osso também se estende do implante em direção ao osso de cicatrização.

Nos estudos *in vitro*, os modelos de cultura de células ósseas são cada vez mais utilizados para estudar as interações osso-biomaterial. A maioria das culturas tem utilizado células osteoblásticas e apenas algumas têm utilizado células osteoclásticas. Sabe-se que o osso de diferentes locais, idades de desenvolvimento e tipos apresenta variabilidade. No entanto, uma consideração importante é que a informação obtida pode efetivamente refletir acontecimentos *in vivo*. Por exemplo, modelos *in vitro* e *in vivo* mostraram a formação de uma camada semelhante a uma linha de cimento e a organização adequada da matriz mineralizada durante a cultura em vários substratos. É compreensível que, devido às complexidades do ambiente *in vivo*, a interface osso-implante ainda não tenha sido totalmente caracterizada. A heterogeneidade e a imunomarcação irregular observadas em estudos morfológicos sugerem que, apesar de terem sido identificadas várias biomoléculas na interface, estas não são provavelmente as únicas presentes. As biomoléculas também têm papéis essenciais na orientação da resposta óssea ao implante.

Controlo da interface osso-implante através da seleção e modificação de biomateriais:

Estão a ser utilizadas diferentes abordagens num esforço para obter os resultados desejados na interface osso-implante. Muitos aceitariam a promessa de que um biomaterial de implante ideal deve apresentar uma superfície que não perturbe ou até melhore os processos gerais de cicatrização óssea, independentemente do local de implantação, da quantidade e da qualidade do osso.

METAIS E LIGAS

A maioria dos sistemas de implantes dentários é construída a partir de metais ou ligas. Estas incluem titânio, tântalo e ligas de alumínio, vanádio, cobalto, crómio, molibdénio e níquel. Estes materiais são geralmente selecionados com base na sua resistência global. Os metais preciosos frequentemente utilizados para restaurações, como o ouro, a platina e as ligas de fundição associadas, são menos frequentemente utilizados para implantes dentários.

➢ Titânio e titânio-6 Alumínio-4 Vanádio

Os metais como biomateriais têm sido cada vez mais utilizados em vários dispositivos ou estruturas utilizados em contacto com ou dentro do sistema biológico, como em aplicações ortopédicas, dentárias e cardiovasculares. A evolução do titânio (Ti) como biomaterial para utilizações médicas e dentárias aumentou drasticamente nos últimos anos devido à excelente biocompatibilidade, resistência à corrosão e propriedades físicas e mecânicas desejáveis do titânio. Historicamente, o titânio foi descoberto em 1789 por Wilhelm Gregor[43] . No entanto, a utilização industrial do Ti só começou há cerca de 60 anos, quando foi utilizado nas indústrias aeroespacial e da defesa, para as quais a elevada resistência e o peso leve do metal ofereciam soluções para muitos problemas de conceção de motores de aeronaves. **O Dr. Wilhelm Kroll** inventou processos metalúrgicos úteis para a produção comercial de titânio metálico, pelo que é conhecido como o *Pai da* Medicina Dentária *de Titânio*. Desenvolveu com sucesso o processo de desoxidação do tetracloreto de titânio através de um procedimento de redução com magnésio e sódio. O resultado foi uma esponja de titânio que podia ser fundida num forno de fundição por indução numa liga sólida e produzida em longas barras sólidas fundidas. O titânio representa apenas 6% da crosta terrestre.

A liga de titânio mais frequentemente utilizada é a liga de titânio-alumínio-vanádio[1] . A condição da liga é 6 vezes mais forte do que o osso compacto e, por conseguinte, oferece mais oportunidades para concepções com secções mais finas (por exemplo, planaltos, regiões de interligação finas, andaimes rectangulares, porosidades). O módulo de elasticidade da liga é ligeiramente superior ao do titânio, sendo cerca de 5,6 vezes superior ao do osso compacto. A liga e o elemento primário (Ti) têm ambos superfícies de óxido de titânio (passivado). Foram desenvolvidas informações sobre a espessura do óxido, a pureza e a estabilidade relacionadas com as biocompatibilidades dos implantes[1] . Em geral, o titânio e as ligas de titânio demonstraram interfaces descritas como osteointegração para implantes em seres humanos. Além disso, as condições de superfície em que a espessura do óxido variou de centenas de angstroms a 100% de titânia (cerâmica Ti02) demonstraram osteointegração.

As possíveis influências dos produtos de biodegradação do alumínio e do vanádio nas respostas tecidulares locais e sistémicas foram analisadas do ponto de vista da ciência básica e das aplicações clínicas. Embora subsistam muitas questões de ciência básica, as aplicações clínicas destas ligas em sistemas cirúrgicos ortopédicos e dentários não demonstraram um número significativo de sequelas associadas identificáveis.

Os estudos electroquímicos apoiam a seleção de condições em que as concentrações elementares sejam relativamente baixas. Electroquimicamente, o Ti e a liga de Ti são diferentes no que diz respeito aos potenciais electromotores e galvânicos quando comparados com outros materiais dentários condutores de eletricidade. Alguns dados sobre estes potenciais electroquímicos foram publicados anteriormente. Em geral, os sistemas à base de titânio e cobalto são electroquimicamente semelhantes; os sistemas à base de ouro, platina e paládio são nobres; e os sistemas à base de níquel, ferro, cobre e prata são significativamente diferentes (sujeitos a acoplamento galvânico e corrosão preferencial in vivo). Mecanicamente, o Ti é muito mais dúctil (flexível) do que a liga de Ti. Esta caraterística tem sido um aspeto muito favorável relacionado com a utilização de lâminas endosteais. A necessidade de ajustar ou dobrar para fornecer pilares paralelos para tratamentos protéticos levou os fabricantes a controlar as microestruturas e as condições de deformação residual. A cunhagem, estampagem ou forjamento, seguidos de recozimento controlado, são utilizados habitualmente durante o processamento metalúrgico. Se um pilar de implante for dobrado, o metal é sujeito a uma tensão local na região do colo e a tensão local é cumulativa e depende da quantidade de deformação. Esta é uma das razões, para além dos ciclos de fadiga, pelas quais a reutilização de implantes não é recomendada. Por vezes, os processos mecânicos podem contaminar as superfícies dos implantes. Quaisquer resíduos de alterações da superfície devem ser removidos antes da implantação para garantir condições de limpeza

Propriedades gerais do titânio

O titânio encontra-se na sua forma metálica à temperatura ambiente, tem uma estrutura cristalina hexagonal compactada (fase a), que se transforma numa forma cúbica centrada no corpo (fase P) a 883°C, o ponto de fusão é de 1.680°C[43] . A resistência, a rigidez e a ductilidade na forma pura são comparáveis às de outras ligas nobres ou altamente nobres normalmente utilizadas em medicina dentária. O titânio comercialmente puro está disponível em quatro graus 1-4, de acordo com a American Society for Testing and Materials (ASTM), que variam de acordo com o oxigénio (0,18-0,40 wt%), o ferro (0,20-0,50 wt%) e outras impurezas.

Outras impurezas incluem azoto (0,03-0,05% em peso), carbono (0,1% em peso) e hidrogénio (0,015% em peso). O grau 1 é a forma mais pura e macia, com uma resistência à tração moderadamente elevada. O titânio é um dos materiais mais biocompatíveis devido à sua excelente resistência à corrosão[44] . A resistência à corrosão deve-se à formação de uma camada de óxido biologicamente inerte .[21]

Forma espontaneamente um óxido de superfície tenaz quando exposto ao ar ou à solução salina fisiológica. O TiO_2 é o mais estável e mais comummente formado na superfície do titânio. Esta camada de óxido é auto-regenerativa, ou seja, se a superfície for riscada ou desgastada durante a colocação do implante, é repassivada instantaneamente. Além disso, a camada de óxido de titânio apresenta um baixo nível de transferência de carga, o mais baixo de todos os metais. Esta é a principal razão para a sua excelente biocompatibilidade. O módulo de elasticidade (110 GPa) é metade do das outras ligas e 5 a 5,6 vezes superior ao do osso, o que contribui para uma distribuição uniforme das tensões. O titânio e as suas ligas desenvolvem óxidos de superfície estáveis com elevada integridade, tenacidade e boa aderência. Os óxidos de superfície do titânio, se riscados ou danificados, recobrem-se imediatamente e restauram-se na presença de ar ou água. A película protetora de óxido passivo, que é principalmente TiO2, é estável numa vasta gama de pH, potenciais e temperaturas, e é especialmente favorecida à medida que o carácter oxidante do ambiente aumenta. O titânio, devido a este revestimento protetor, resiste geralmente a ambientes ligeiramente redutores, neutros e altamente oxidantes até temperaturas razoavelmente elevadas. Só em condições altamente redutoras é que pode ocorrer a rutura da película de óxido e a consequente corrosão. Estas condições não são normalmente encontradas na boca. A transformação de fase alotrópica, dependente da temperatura, da fase a hexagonal compactada para a fase p cúbica centrada no corpo a 885°C permite que estejam disponíveis comercialmente quatro combinações de fases diferentes de ligas de titânio. Estas são: a, quase a, P e ap. O alumínio, o carbono, o gálio, o oxigénio, o azoto e o estanho são normalmente adicionados como estabilizadores a e o níquel, o cobre, o paládio e o vanádio são estabilizadores p adicionados às ligas de fase ap e p. As ligas mais utilizadas em medicina dentária são Ti-6Al-V, Ti-30Pd, Ti-20Cu, Ti-15V e Ti-6Al-4V.

Corrosão

O titânio tem sido utilizado com sucesso como material de implante. A camada superficial estável de TiO_2 com uma espessura de aproximadamente 10 nanómetros separa o Ti reativo do eletrólito, gerando assim uma elevada resistência à corrosão .[43] No entanto, o titânio é tão corrosivo como muitos outros metais de base sob tensão mecânica, défice de oxigénio ou a um nível de pH baixo. Estudos a longo prazo e observações clínicas estabelecem o facto de o titânio não corroer quando utilizado em tecidos vivos, no entanto, o acoplamento galvânico do titânio com outros materiais metálicos de restauração pode gerar corrosão. Por conseguinte, existe uma grande preocupação relativamente ao material para as superestruturas sobre o implante. Além disso, a película de óxido protegida auto-formada sobre o titânio pode ser afetada pelo uso excessivo dos agentes preventivos mais comuns em medicina dentária, o polimento profilático e as aplicações tópicas de flúor[1] . O flúor contido em colutórios comerciais, pastas de dentes e géis profilácticos é amplamente utilizado para prevenir a cárie dentária ou aliviar a sensibilidade dentária ou para uma limpeza oral adequada após a aplicação de escovas normais com pasta de dentes. O efeito prejudicial dos iões fluoreto na resistência à corrosão do Ti ou das ligas de Ti tem sido amplamente relatado. Os iões fluoreto são muito agressivos para o óxido protetor formado no Ti e nas ligas de Ti

Outros imóveis

O titânio é um dos metais que pode ser acoplado a outros metais sem receio de perder a sua passividade. Quando acoplado a metais de maior potencial de corrosão, pode corroer pelo mecanismo de corrosão galvânica. Quando acoplado a metais, estes permanecem passivos e produz-se uma combinação estável. Por conseguinte, seria sensato evitar metais que não sejam fortemente passivos, como o aço inoxidável. Este facto também deve ser tido em consideração na seleção de instrumentos cirúrgicos para a colocação de implantes de titânio.

Seleção de um implante As evidências clínicas documentam que todos os seis biomateriais para implantes dentários disponíveis no mercado demonstraram uma excelente biocompatibilidade e resposta dos tecidos. Nenhum dos materiais à base de Ti demonstrou ser mais biocompatível do que qualquer outro grupo. Factores como o desenho do implante, o tamanho e a resistência do material devem ser determinados na seleção do implante para um determinado doente. Se um doente tiver um historial de hábitos parafuncionais, o médico deve escolher um implante feito de liga de Ti em vez de titânio de grau Cp I. Além disso, os implantes de pequeno diâmetro colocados em paredes finas indicam a necessidade de materiais de elevada resistência .[43]

Resposta dos tecidos

Os biomateriais mais utilizados para implantes dentários são os metais e as suas ligas, nomeadamente o titânio comercialmente puro (CP) e o Ti-6A-14V, que são mais frequentemente utilizados como implantes endósseos, enquanto o Co-Cr-Mo é mais frequentemente utilizado como implantes subperiosteais. O CpTi e as ligas de Ti são metais de baixa densidade que possuem propriedades químicas adequadas para aplicações de implantes. O Ti tem uma fraca resistência ao cisalhamento e ao desgaste, o que o torna inadequado para a aplicação em superfícies de articulação ou parafusos ósseos. O Ti tem uma elevada resistência à corrosão atribuída à camada de óxido da superfície que cria uma superfície quimicamente não reactiva para o tecido circundante. Tanto o módulo de elasticidade como a resistência são considerações importantes na escolha de um material de implante. O implante deve ter resistência suficiente para suportar as forças oclusais sem deformação permanente e um módulo baixo para uma transferência de força óptima. Os médicos podem escolher o material de implante dentário mais adequado se conhecerem as propriedades dos materiais. As ligas de aço inoxidável cirúrgico têm uma longa história de utilização em dispositivos ortopédicos e de implantes. Esta liga com sistemas de titânio é utilizada mais frequentemente numa condição metalúrgica forjada e tratada termicamente, o que resulta numa liga de elevada resistência e ductilidade.

➢ Ligas à base de cobalto-crómio-molibdénio

As ligas à base de cobalto são mais frequentemente utilizadas em condições metalúrgicas fundidas ou fundidas e recozidas[43] . Isto permite o fabrico de implantes com um design personalizado, tais como estruturas subperiosteais. A composição elementar desta liga inclui o cobalto, o crómio e o molibdénio como elementos principais. O cobalto fornece a fase contínua para as propriedades básicas. O crómio proporciona resistência à corrosão através da superfície de óxido. O molibdénio fornece força e resistência à corrosão em massa. Todos estes elementos são críticos, uma vez que a sua concentração realça a importância das tecnologias de fundição e fabrico controladas. Inclui também pequenas concentrações de níquel, manganês e carbono. O níquel foi identificado como um produto biocorrosivo e o carbono deve ser controlado com precisão para manter as propriedades mecânicas, como a ductilidade[1]. De um modo geral, as ligas de cobalto fundido são as menos dúcteis dos sistemas de ligas utilizados para implantes cirúrgicos dentários e deve evitar-se a flexão dos implantes acabados, uma vez que muitos destes dispositivos de liga são fabricados por laboratórios dentários. Todos os aspectos do controlo de qualidade e da análise para implantes cirúrgicos devem ser seguidos durante a seleção da liga, a fundição e o acabamento. As considerações críticas incluem a análise química, as propriedades mecânicas e o acabamento da superfície, conforme especificado pelo comité F-4 da American Society for Testing and Materials (ASTM) sobre implantes cirúrgicos e pela American Dental Association[1]. Quando fabricados corretamente, os implantes deste grupo de ligas têm demonstrado excelentes perfis de biocompatibilidade.

➢ Ligas à base de ferro-crómio-níquel

As ligas de aço inoxidável cirúrgico têm uma longa história de utilização em dispositivos ortopédicos e de implantes[1]. Esta liga com sistemas de titânio é utilizada mais frequentemente numa condição metalúrgica forjada e tratada termicamente, o que resulta numa liga de elevada resistência e ductilidade. A lâmina do ramo, a estrutura do ramo, os pinos estabilizadores e alguns sistemas de inserção da mucosa foram fabricados a partir de uma liga à base de ferro[43]. A especificação ASTM F-4 para a passivação da superfície foi escrita e aplicada pela primeira vez às ligas de aço inoxidável.[1]

De entre as ligas de implantes, esta liga é a mais sujeita à corrosão por picadas, devendo ter-se o cuidado de utilizar e manter a condição de superfície passivada (óxido), uma vez que esta liga contém níquel como elemento principal. A sua utilização em doentes alérgicos deve ser evitada[43]. Além disso, se um implante de aço inoxidável for modificado antes da cirurgia, os procedimentos recomendados exigem a repassivação para obter uma condição de superfície que minimize a biodegradação in vivo[1]. As ligas à base de ferro têm potenciais galvânicos e resistência à corrosão que podem suscitar preocupações em relação ao acoplamento galvânico e à biocorrosão, se estiverem interligadas com biomateriais de implantes de titânio, cobalto, zircónio ou carbono. Em algumas condições clínicas, pode estar presente mais do que uma liga na mesma arcada de um paciente[43] . Por exemplo, se uma ponte de uma liga nobre ou de um metal de base tocar simultaneamente nas cabeças dos pilares de um implante de aço inoxidável e de titânio, será formado um circuito elétrico através dos tecidos. Se forem utilizados de forma independente, em que as ligas não estão em contacto ou não estão interligadas eletricamente, o par galvânico não existe e cada dispositivo pode funcionar de forma independente. Tal como acontece com os outros sistemas de metais e ligas discutidos, as ligas à base de ferro têm uma longa história de aplicações clínicas .[1]

As recuperações de dispositivos a longo prazo demonstraram que, quando utilizada corretamente, a liga pode funcionar sem avarias significativas *in vivo*. É evidente que as propriedades mecânicas e as caraterísticas de fundição desta liga oferecem vantagens no que respeita à aplicação clínica .[1]

➢ Outros metais e ligas

Muitos outros metais e ligas têm sido utilizados para o fabrico de dispositivos de implantes dentários. As primeiras formas em espiral incluíam o tântalo, a platina, o irídio, o ouro, o paládio e as ligas destes metais[43] . Mais recentemente, foram avaliados dispositivos feitos de zircónio, háfnio e tungsténio. Foram comunicadas algumas vantagens significativas deste grupo reativo de metais e das suas ligas. Metais como o ouro, a platina e o paládio não estão a ser utilizados devido ao seu custo e ao facto de não demonstrarem osteointegração .[44]

Estes metais, especialmente o ouro, devido à sua nobreza e disponibilidade, continuam a ser utilizados como materiais de implantes cirúrgicos. A utilização atual para implantes dentários é mínima .[30]

CERÂMICA

As cerâmicas são materiais não orgânicos, não metálicos e não poliméricos fabricados por compactação e sinterização a temperaturas elevadas. Podem ser classificadas de acordo com a resposta dos tecidos como: [43]

- Bioativo: Bioglass/Vidro cerâmico
- Bioreabsorvível: Fosfato de cálcio
- Bioinert: Alumina, zircónio e carbono.

A cerâmica foi introduzida nos dispositivos de implantes cirúrgicos devido à sua inércia à biodegradação, elevada resistência e caraterísticas físicas, tais como uma condutividade térmica e eléctrica mínima com uma vasta gama de propriedades elásticas específicas do material. As cerâmicas são quimicamente inertes, mas é necessário ter cuidado no seu manuseamento e substituição devido à sua baixa ductilidade e fragilidade inerente, o que resultou nas suas limitações .[30]

➢ Óxidos de alumínio, titânio e zircónio

As altas cerâmicas de óxidos de alumínio, titânio e zircónio têm sido utilizadas para a forma de raiz ou de placa endosteal e implantes dentários do tipo pino. As resistências à compressão, à tração e à flexão excedem a resistência do osso compacto em 3 a 5 vezes. Estas propriedades, combinadas com elevados módulos de elasticidade e, especialmente, com resistência à fadiga e à fratura, resultaram em requisitos de conceção especializados para esta classe de biomateriais .[43]

Vantagens

1. As cerâmicas de Al, Ti e óxido de zinco têm uma cor clara, creme branca ou cinzenta clara que é benéfica para a aplicação, tal como os dispositivos de formação de raízes anteriores.
2. A condutividade térmica e eléctrica mínima, a biodegradação e a reação ao osso, aos tecidos moles e ao ambiente oral são também consideradas benéficas quando comparadas com outros tipos de biomateriais sintéticos.
3. Nos dispositivos dentários e ortopédicos em animais de laboratório e em seres humanos, a cerâmica apresentou uma interface direta com o osso semelhante a uma condição osseointegrada com o titânio. Além disso, a caraterização das zonas de fixação gengival juntamente com dispositivos de forma radicular em

modelos animais de laboratório demonstrou uma ligação localizada.

Desvantagens

1. A exposição à esterilização a vapor resulta numa diminuição mensurável da resistência de algumas cerâmicas.
2. Os riscos ou entalhes podem introduzir locais de início de fratura.
3. As soluções químicas podem deixar resíduos.
4. As superfícies duras e rugosas podem desgastar facilmente outros materiais, provocando assim um resíduo em contacto com os tecidos periapicais.
5. A esterilização por calor seco numa atmosfera limpa e seca é recomendada para a maioria das cerâmicas.

➢ Implantes de zircónio

O dióxido de zircónio é um material cerâmico de alta resistência, prensado isostaticamente a quente, com uma resistência à flexão de 1.250 MPa, o que torna o implante adequado para espaços interdentários e para a substituição de um único dente. Os novos implantes da cor dos dentes são feitos de dióxido de zircónio, para restaurações estéticas. Não provoca reacções alérgicas e, por conseguinte, satisfaz o desejo de biocompatibilidade total dos pacientes particularmente sensíveis. Além disso, a acumulação de placa bacteriana também é excluída; desta forma, a higiene e a durabilidade da restauração do implante são asseguradas. Devido à ausência de electrões livres, as cerâmicas de óxido de zircónio são isolantes eléctricos e, por conseguinte, não apresentam quaisquer caraterísticas dos metais. Por conseguinte, não conduz o calor e pode ser triturada na boca, evitando o risco de osteonecrose. Além disso, a sua cor branca torna-a o material ideal para reconstruções estéticas de dentes e implantes .[44]

Vantagens:

1. Biocompatibilidade máxima
2. Muito fácil de limpar
3. Cor natural do dente

4. Ideal para quem sofre de alergias
5. Alta resistência

➢ Cerâmica bioactiva e biodegradável à base de fosfato de cálcio

A cerâmica de fosfato de cálcio (CaPO4) utilizada na cirurgia reconstrutiva dentária inclui uma vasta gama de tipos de implantes e, por conseguinte, uma vasta gama de aplicações clínicas. As primeiras investigações mostraram que as composições nominais eram relativamente semelhantes à fase mineral do osso (Ca5 [PO4]3 OH). Os resultados laboratoriais e clínicos das suas partículas foram prometedores e conduziram a expansões para aplicações de implantes, incluindo formas de implantes maiores (como hastes, cones, blocos, barras em H) para suporte estrutural em aplicações de carga de magnitude relativamente elevada. As misturas de partículas com colagénio e, subsequentemente, com fármacos e compostos orgânicos activos, como a proteína morfogenética óssea (BMP), aumentaram a gama de aplicações possíveis. Os revestimentos de superfícies metálicas utilizando pulverização por chama ou plasma (ou outras técnicas) aumentaram rapidamente para as cerâmicas de CaPO4[43] . Os revestimentos foram aplicados a uma vasta gama de desenhos de implantes dentários endósteos e subperiosteais com o objetivo geral de melhorar os perfis de biocompatibilidade da superfície do implante e a sua longevidade.

Vantagens

1. As composições químicas são altamente puras e as substâncias são semelhantes aos constituintes dos tecidos biológicos normais (cálcio, fósforo, oxigénio e hidrogénio).
2. Excelentes perfis de biocompatibilidade com uma variedade de tecidos, quando utilizados.
3. Condutividade térmica e eléctrica mínima e capacidade de constituir uma barreira física e química ao transporte de iões (por exemplo, iões metálicos).
4. Módulos de elasticidade mais semelhantes ao osso do que quaisquer outros materiais de implante utilizados para implantes de suporte de carga.
5. Cor semelhante à do osso, dentina e esmalte.

Desvantagens

1. Variações nas caraterísticas químicas e estruturais de alguns produtos de implantes atualmente disponíveis.
2. Resistência mecânica à tração e ao corte relativamente baixa em condições de carga de fadiga.
3. Forças de fixação relativamente baixas para algumas interfaces entre o revestimento e o substrato.
4. Solubilidade variável consoante o produto e a aplicação clínica.
5. Alterações das propriedades químicas e estruturais do substrato relacionadas com algumas tecnologias de revestimento disponíveis.

Propriedades das cerâmicas bioactivas

Formas, microestrutura e propriedades mecânicas

A hidroxiapatite (HA) é um exemplo de um biomaterial cristalino de HA de elevada pureza que não é poroso (< 5% de porosidade) com partículas angulares ou de forma esférica. Estas partículas têm resistências à compressão relativamente elevadas (até 500 MPa) com resistências à tração na ordem dos 50 a 70 MPa. As cerâmicas bioinertes não reabsorvíveis apresentam uma capacidade de carga satisfatória limitada às cerâmicas densas monocristalinas e policristalinas de óxido de alumínio, zircónio e titânio. Os revestimentos de cerâmica CaPO4 sobre biomateriais metálicos (à base de Co e Ti) tornaram-se uma rotina para aplicações dentárias por pulverização de plasma, com uma espessura média entre 50 e 70 microns e misturas de fases cristalinas e amorfas. Continuam a existir preocupações quanto à resistência à fadiga dos revestimentos de CaPO4 para interfaces de substrato sob condições de carga de tração e cisalhamento. Este facto levou alguns clínicos e fabricantes a introduzir desenhos geométricos em que os revestimentos são aplicados em formas que minimizam o cisalhamento da interface do implante ou as condições de carga de tração.

Densidade, Condutividade e Solubilidade

As cerâmicas bioactivas têm uma importância única na implantologia dentária porque a parte inorgânica do osso recetor tem maior probabilidade de crescer junto a um material quimicamente semelhante. A categoria bioactiva inclui materiais de fosfato de cálcio, como o TCP (fosfato tricálcico), HA, carbonato de cálcio (cartões) e compostos e cerâmicas do tipo sulfato de cálcio.

As caraterísticas de dissolução das cerâmicas bioactivas foram determinadas tanto para as partículas como para os revestimentos. Em geral, a solubilidade é maior para o TCP do que para a HA. Cada aumento é relativo ao aumento da área de superfície por unidade de volume (porosidade) e os perfis de solubilidade da cerâmica CaPO4 dependem do ambiente. Tofe et al estudaram o impacto de um produto na taxa de reabsorção. Quanto maior a porosidade, mais rápida é a reabsorção do material de enxerto. A cristalinidade da HA também afecta a taxa de reabsorção do material. A estrutura altamente cristalina é mais resistente à alteração e à reabsorção. Um produto amorfo tem uma estrutura química que é menos organizada no que diz respeito à estrutura atómica. Os tecidos duros e moles do corpo são mais capazes de degradar os componentes e reabsorver as formas amorfas dos materiais de enxerto. Assim, as formas cristalinas de HA são consideradas muito estáveis a longo prazo em condições normais, ao passo que as estruturas amorfas são mais susceptíveis de apresentar reabsorção e suscetibilidade à degradação enzimática ou mediada por células. A pureza dos substitutos ósseos de HA também pode afetar a taxa de reabsorção. A reabsorção do substituto ósseo pode ser mediada por células ou por solução. A reabsorção mediada por células requer processos associados a células vivas para reabsorver o material, semelhante ao processo de modelação/remodelação do osso vivo.

Uma solução permite a dissolução dos materiais através de um processo químico. As impurezas ou outros compostos nas cerâmicas bioactivas, como o carbonato de cálcio, permitem uma reabsorção mais rápida mediada pela solução, o que aumenta a porosidade dos substitutos ósseos. Os revestimentos de CaPO4 não são condutores de calor e eletricidade. Este facto pode proporcionar uma vantagem relativa para implantes dentários revestidos, onde podem ser incluídas misturas de materiais condutores na reconstrução protética global.

Metais revestidos com hidroxiapatite O desenvolvimento de dispositivos de implantes ósseos metálicos melhorados através do simples revestimento com HA provou ser extremamente fácil, tanto

no conceito e na execução. Do ponto de vista da execução, os métodos padrão para a aplicação de revestimentos cerâmicos em implantes, principalmente através da técnica de plasma ou de pulverização por chama, existem há décadas[43] . O processo de revestimento de HA por plasma envolve primeiro o desbaste do metal a revestir, de modo a aumentar a área de superfície disponível para a ligação mecânica com o revestimento de HA. Em seguida, uma corrente de pó de HA é soprada através de uma chama de temperatura muito elevada que derrete parcialmente e ioniza o pó, que emerge da chama, atinge a superfície metálica a revestir e condensa-se para formar um revestimento cerâmico que é parcialmente brilhante e parcialmente cristalino por natureza. Estes revestimentos são construídos em camadas finas utilizando técnicas robotizadas, até se atingir a espessura final (normalmente 40100 p). A principal desvantagem das cerâmicas HA é a sua falta de resistência mecânica. A principal força da HA é uma composição química que engana o tecido ósseo vivo, comportando-se como se o implante de HA fosse osso autógeno natural.

Biocerâmica de hidroxiapatite-fosfato tricálcico

Os dois sistemas de fosfato de cálcio mais investigados como material de implante ósseo são o HA e o fosfato tricálcico. Com base em numerosas experiências *in vitro* e *in vivo*, tornou-se evidente que as cerâmicas HA densas ou porosas podiam ser consideradas materiais de implante ósseo permanente ou a longo prazo, enquanto as cerâmicas TCP porosas podiam potencialmente servir como materiais bioreabsorvíveis[1] . Embora os materiais de implante TCP fossem mais ou menos comparáveis ao material HA no que respeita à biocompatibilidade e à ligação óssea, a obtenção de taxas de bioresorção previsíveis e reprodutíveis com propriedades mecânicas adequadas revelou-se difícil com a cerâmica TCP. O sistema TCP foi eclipsado por uma sucessão de produtos implantáveis com HA introduzidos comercialmente. A HA, normalmente designada por fosfatos de cálcio tribásicos, é um mineral geológico que se assemelha muito ao tecido ósseo natural dos vertebrados. Estes materiais não devem ser confundidos com o fosfato tricálcico (TCP), que é quimicamente semelhante ao AH, mas não é um material ósseo natural .[43]

Tipos de revestimentos cerâmicos Os revestimentos cerâmicos disponíveis incluem o *tipo bioativo, como* os fosfatos de cálcio e as cerâmicas *do tipo inerte*, como o óxido de alumínio e o óxido de zircónio. As cerâmicas bioactivas, incluindo as bioglasses, têm sido documentadas como produzindo uma camada de fosfato de cálcio na superfície não modificada quando utilizadas *in vivo* ou numa solução fisiológica simulada. A principal importância no que diz respeito à resposta é a quantidade de iões de cálcio e fosfato libertados num determinado período de tempo. A presença de iões de cálcio e de fósforo na área em redor do implante resultou frequentemente numa melhor aposição óssea em comparação com as superfícies mais cerâmicas e metálicas. É importante compreender que todos os processos de revestimento são susceptíveis de alterar a composição do material de partida até um certo grau e têm o potencial de introduzir impurezas no revestimento .[43]

Existem vários tipos de métodos de revestimento:

i. Pulverização por plasma
ii. Técnicas de deposição sob vácuo
iii. Métodos de sol-gel e de revestimento por imersão
iv. Prensagem isostática a quente
v. Processo eletrolítico

i. Pulverização por plasma

É o método de revestimento mais comum para implantes dentários, uma vez que quase todos os revestimentos de HA comerciais são produzidos por esta técnica. Este método envolve a utilização de um gás de arrastamento, que ioniza (formando assim um plasma) e sobreaquece as partículas do material de base (geralmente HA), sofrendo uma fusão parcial à medida que são impelidas para os substratos a revestir. Normalmente, são produzidos revestimentos com cerca de 50 microns numa superfície rugosa de titânio ou liga para um implante endósseo pulverizado com HA (plasma). O mais estável dos revestimentos de fosfato de cálcio pulverizados por plasma é a fluorapatite (FA), que é capaz de reter em grande parte o seu constituinte flúor e a sua elevada cristalinidade durante o processo de pulverização por plasma a alta temperatura. Este processo tem uma cristalinidade de cerca de 60 a 70%, mas é possível obter um teor mais elevado se o implante revestido for tratado termicamente a uma temperatura adequada após o processo de deposição. Um estudo demonstrou que um implante de baixa cristalinidade (46% HA) pulverizado por plasma apresentava cerca de três vezes mais dissolução de iões Ca do que um material de cristalinidade mais elevada *(75%* HA).

Vantagens

1. É relativamente pouco dispendioso
2. As propriedades mecânicas do substrato metálico não são comprometidas durante o processo de revestimento.

Limitações

1. Forma uma ligação mecânica apenas com a superfície metálica do implante
2. A principal fonte de contaminação parece ser o cobre proveniente do bico dos pulverizadores

ii. Técnicas de deposição sob vácuo

Existem vários métodos de colocação de revestimentos finos de cerâmica em metais, tal como se faz habitualmente na indústria eletrónica e noutras indústrias. Estes métodos envolvem o bombardeamento de um alvo numa câmara de vácuo, resultando em átomos ou partículas pulverizados ou ablacionados que se deslocam através da câmara para revestir substratos devidamente posicionados. Estas técnicas incluem a pulverização catódica por feixe de iões, a pulverização catódica por radiofrequência e a deposição por laser pulsado. Todas são relativamente dispendiosas e capazes de depositar revestimentos da ordem de alguns micrómetros.

Vantagens: Revestimentos de alta qualidade com boa ligação a superfícies de titânio lisas ou rugosas, mas normalmente requerem um tratamento térmico numa atmosfera controlada para atingir uma elevada cristalinidade.

Limitações:

1. A eficácia destes revestimentos muito finos é desconhecida
2. Existe alguma preocupação de que o revestimento possa ser reabsorvido no corpo antes de causar o efeito desejado .[43]

iii. Métodos Sol-gel e Dip Coating

Foram recentemente iniciados estudos sobre a utilização da tecnologia sol-gel para o revestimento de implantes dentários. Este método tem sido utilizado para depositar outros tipos de revestimentos finos, tais como películas finas supercondutoras para dispositivos electrónicos. Nesta técnica, os precursores do produto final são colocados numa solução e o implante metálico a revestir é mergulhado na solução, retirado à velocidade prescrita e depois aquecido para criar um revestimento mais denso.

Técnica: O revestimento é cozinhado a uma temperatura de 800 a 900°C para fundir o vidro de suporte e conseguir a ligação ao substrato metálico. Este processo é repetido até se obter um revestimento relativamente espesso (por exemplo, 100 microns) constituído por uma mistura de HA/vidro.

Vantagens

1. Pequena dimensão cristalina e elevada resistência

2. Potencial para aplicar um revestimento uniforme em substratos porosos.

iv. Prensagem isostática a quente

A prensagem isostática a quente (HIP) é utilizada para desenvolver a maior densidade e resistência possíveis em materiais cerâmicos cristalinos. Nesta técnica, são utilizados calor e pressão para aumentar a densidade da cerâmica (como a alumina ou a HA) numa cerâmica sólida de elevada resistência. O pó de HA é aplicado na superfície do implante, é colocada uma folha inerte sobre o pó para facilitar a densificação uniforme e são aplicados calor e pressão .[43]

Desvantagens

1. Caro
2. A necessidade de remover a folha de matéria inerte ou outro material de encapsulamento
3. O potencial de contaminação.

v. Processo eletrolítico

A eletroforese e a deposição electrolítica são dois processos que depositam HA ou partículas biocerâmicas adequadas a partir de um banho de química adequada. As vantagens são que os materiais de superfície porosa podem ser revestidos uniformemente e a composição original da cerâmica (por exemplo, HA) pode ser mantida na maioria dos casos. No estado atual de desenvolvimento, nenhuma das técnicas de revestimento discutidas produz revestimentos de HA com elevada cristalinidade e elevada resistência de ligação[1] . O tratamento térmico pode ser utilizado para aumentar a cristalinidade. No entanto, não são muito utilizados devido aos custos acrescidos e à maior possibilidade de contaminação dos revestimentos. Os fabricantes podem frequentemente obter a cristalinidade desejada (por exemplo, superior a 80%) durante a operação de revestimento por pulverização de plasma, sem necessidade de tratamento térmico adicional.

➢ Compostos de carbono e carbono-silício

Os compostos de carbono são frequentemente classificados como cerâmicas devido à sua inércia química e à ausência de ductilidade .[44]

Utilizações:

1. Extensas aplicações para dispositivos cardiovasculares
2. Excelentes perfis de biocompatibilidade e módulos de elasticidade próximos dos do osso resultaram em ensaios clínicos destes compostos em próteses dentárias e ortopédicas .[43]

Vantagens:

1. Fixação dos tecidos
2. Pode ser utilizado nas regiões que servem de barreira à transferência elementar de calor e ao fluxo de corrente eléctrica
3. Controlo da cor e oportunidades para a fixação de biomoléculas activas ou compostos sintéticos.

Limitações:

1. As propriedades de resistência mecânica são relativamente fracas.
2. Biodegradação suscetível de influenciar negativamente a estabilidade dos tecidos.
3. Alterações das caraterísticas físicas dependentes do tempo.
4. Resistência mínima aos procedimentos de arranhar ou raspar associados à higiene oral.

➢ Cerâmica de vidro bioactiva[43]

O Bioglass (US: Biomaterials) é composto por sais de cálcio e fosfatos em proporções semelhantes às encontradas no osso e nos dentes. Este enxerto é um material amorfo, pelo que os seus criadores acreditavam que a degradação do material pelos fluidos tecidulares e a subsequente perda do cristal faria com que o material perdesse a sua integridade.

O enxerto tem duas propriedades:

1. Velocidade relativamente rápida de reação com as células hospedeiras

2. Capacidade de se ligar ao colagénio presente no tecido conjuntivo. Foi referido que o elevado grau de bioatividade induz a osteogénese. Uma vez que o índice de bioatividade é elevado, a reação desenvolve-se poucos minutos após a implantação.

Resposta dos tecidos:

A cerâmica CaPO4, em particular a HA, tem sido utilizada na forma monolítica como material de aumento para rebordos alveolares e revestimentos em dispositivos metálicos para implantação endóssea. A superfície do implante responde às alterações locais de pH libertando iões de sódio em troca de iões de fósforo. Os osteoblastos proliferam à superfície e as fibrilas de colagénio são incorporadas na camada rica em fosfato de cálcio.

A reação típica do corpo a estas cerâmicas implantadas é:

- Sem toxicidade local ou sistémica
- Sem reação inflamatória ou de corpo estranho
- Integração funcional com o osso
- Sem alteração do processo natural de mineralização
- Ligação química ao osso através do mecanismo natural de cimentação óssea.

A substância natural de cimentação óssea tem uma estrutura amorfa, é fortemente mineralizada e rica em polissacáridos. Uma vez que a área de ligação contém a substância de cimento ósseo natural, esta é responsável pela ligação forte entre o osso e a cerâmica de fosfato de cálcio.

POLÍMEROS E COMPÓSITOS COMO MATERIAIS DE IMPLANTE

A utilização de polímeros sintéticos e compósitos continua a expandir-se para aplicações biomateriais. Os polímeros reforçados com fibras oferecem a vantagem de poderem ser concebidos para corresponder às propriedades dos tecidos, de poderem ser revestidos para fixação aos tecidos e de poderem ser fabricados a um custo relativamente baixo[1] . As futuras aplicações alargadas para sistemas de implantes dentários incluem o IMZ (Interpurelnc) e o Flexiroot (Interdent Corp). Prevê-se a criação de sistemas à medida que o interesse continua na combinação de compósitos sintéticos e biológicos.

➤ Polímeros biomédicos

Os biomateriais poliméricos mais inertes incluem o politetrafluoroetileno (PTFE), o polietilenotereftalato (PET), o polimetilmetacrilato (PMMA), o polietileno de peso molecular ultra-elevado (UHMW-PE), o polipropileno (PP), a polissulfona (PSF) e o polidimetilsiloxano (PDS) ou a borracha de silicone (SR) .[1]

Propriedades:

Em geral, os polímeros têm resistências e módulos elásticos mais baixos e maior alongamento até à fratura em comparação com outras classes de biomateriais[1] . São isolantes térmicos e eléctricos e, quando constituídos como um sistema de elevado peso molecular sem plastificantes, são relativamente resistentes à biodegradação em comparação com o osso; a maioria dos polímeros tem módulos elásticos mais baixos, com magnitudes mais próximas dos tecidos moles.

Os polímeros têm sido fabricados em formas porosas e sólidas para fixação, substituição e aumento de tecidos, como revestimentos para transferência de força para regiões de tecido mole e duro. As caraterísticas de fluxo a frio, a resistência à fluência e à fadiga são relativamente baixas para algumas classes de polímeros (por exemplo, SR e PMMA), o que resultou em algumas limitações[43] . A maioria das utilizações tem sido para conectores de distribuição de força interna destinados a estimular melhor as condições biomecânicas para as funções dentárias normais. As indicações para o PTFE têm crescido exponencialmente para técnicas de regeneração de tecidos guiadas. No entanto, o PTFE tem uma baixa resistência à abrasão de contacto e ao fenómeno de desgaste.

➢ Polímeros e compósitos

Continuam a ser introduzidas combinações de polímeros e outras categorias de biomateriais sintéticos. Vários dos polímeros inertes foram combinados com partículas ou fibras de algodão, óxido de alumínio, hidroxiapatite e cerâmica de vidro. Alguns são porosos, enquanto outros são constituídos por formas estruturais compósitas sólidas.[43] Nalguns casos, os polímeros biodegradáveis, como o álcool polivinílico (PVA), os polilactidos ou glicosídeos, os cianoacrilatos ou outras formas hidratadas foram combinados com partículas ou fibras biodegradáveis de CaPO4. Destinam-se a ser utilizados como andaimes estruturados, placas, parafusos ou outras aplicações do género. A biodegradação de todo o sistema após a reforma adequada dos tecidos e a remodelação permitiu o desenvolvimento de procedimentos significativamente vantajosos, como o aumento ósseo e a reparação de defeitos peri-implantares.

Desvantagens

1. Em geral, os polímeros e os compostos de polímeros são especialmente sensíveis às técnicas de esterilização e manuseamento. Se se destinarem a ser utilizados em implantes, a maioria não pode ser esterilizada por vapor ou óxido de etileno.
2. A maioria dos biomateriais poliméricos tem propriedades de superfície electrostáticas e tende a acumular poeira ou outras partículas se for exposta a ambientes orais semi-limpos.
3. Uma vez que muitos podem ser moldados por corte ou autopolimerização *in vivo* (PMMA), é necessário ter o máximo cuidado para manter as condições de qualidade da superfície do implante.
4. Os polímeros porosos podem ser deformados elasticamente, o que pode fechar regiões abertas destinadas ao crescimento de tecidos.
5. Além disso, a limpeza dos polímeros porosos contaminados não é possível sem um ambiente de laboratório.

Implicações

A experiência de longo prazo, os excelentes perfis de biocompatibilidade, a capacidade de controlar as propriedades através de estruturas compósitas e as propriedades que podem ser alteradas para se adequarem à aplicação clínica tornam os polímeros e os compósitos excelentes candidatos para aplicações de biomateriais, como se pode verificar pela constante expansão das aplicações desta classe de biomateriais.

BIFOSFONATOS

Os bisfosfonatos são fármacos anti-reabsorção que actuam especificamente sobre os osteoclastos, mantendo assim a densidade e a resistência óssea Os bisfosfonatos são utilizados em muitos contextos clínicos, incluindo a prevenção e o tratamento da osteoporose primária e secundária, da doença de Paget do osso, da hipercalcemia, do mieloma múltiplo e da osteólise associada a metástases ósseas de tumores malignos. Podem inibir diretamente a atividade de reabsorção óssea dos osteoclastos através de mecanismos que podem levar à apoptose dos osteoclastos. Os bisfosfonatos também promovem diretamente a proliferação e a diferenciação de células humanas semelhantes a osteoblastos *in vitro*. Foi relatado que estes fármacos causam uma série de efeitos noutras células, incluindo a inibição da proliferação celular e a diminuição da adesão celular, nos fibroblastos e nos macrófagos. Os bisfosfonatos não azotados (etidronato, clodronato e tiludronato) inibem a reabsorção óssea gerando análogos citotóxicos do ATP, contendo metileno, que interferem com a função mitocondrial e induzem a apoptose dos osteoclastos. Em contraste, os bisfosfonatos com azoto (alendronato, zoledronato, pamidronato, risedronato e ibandronato) ligam-se e inibem a farnesil pirofosfato sintase (FPPS), uma enzima chave da via do mevalonato, impedindo assim a prenilação e a ativação de pequenas GTPases que são essenciais para a atividade de reabsorção óssea e a sobrevivência dos osteoclastos. Não existem provas de que os bisfosfonatos administrados por via oral ou intravenosa sejam metabolizados em animais ou seres humanos. A absorção gastrointestinal dos bisfosfonatos orais é baixa, com uma biodisponibilidade de 0,7% para o alendronato e de 0,3% para o pamidronato. A fraca absorção dos bisfosfonatos pode provavelmente ser atribuída à sua muito fraca lipofilicidade, que impede o transporte transcelular através das barreiras epiteliais. Consequentemente, os bisfosfonatos têm de ser absorvidos pela via paracelular, o que significa a passagem através dos poros das junções estreitas entre as células epiteliais.[45]

É um desafio clínico obter uma fixação suficiente de um implante ortopédico num osso osteoporótico fraco. Quando a fixação primária do implante é fraca, ocorrem micromovimentos na interface osso-implante, activando os osteoclastos, o que leva ao afrouxamento do implante. O bisfosfonato pode ser utilizado para prevenir a resposta osteoclástica, mas quando administrado por via sistémica a sua biodisponibilidade é baixa e o tempo que o fármaco demora a chegar ao osso periprotésico pode ser um fator limitante. Dados recentes demonstraram que a administração local de bisfosfonato a partir da superfície do implante pode ser uma solução interessante. A administração local de bifosfonato aumentou a densidade óssea periprotésica, o que conduz a uma fixação mais forte do implante, como demonstrado em ratos pelo aumento da força de extração do implante .[49]

Os implantes dentários e a cirurgia de enxerto ósseo com eles relacionada são potenciais precipitantes de ONJ (necrose maxilar associada a bisfosfonatos). No entanto, num acompanhamento prospetivo de três anos de 50 indivíduos que receberam implantes - metade com um historial de exposição a bisfosfonatos e metade sem - não foram observados casos de ONJ. Revisões de implantes em 115, 101, 61 e 11 indivíduos com um historial de exposição a bisfosfonatos orais,

respetivamente, não encontraram casos de ONJ, à exceção de uma pequena deiscência de tecido. Estes estudos não tiveram poder de decisão suficiente devido ao pequeno tamanho das amostras, e a administração de bifosfonatos foi totalmente oral, o que tem uma associação mais fraca com a ONJ do que os potentes BNP IV. Para além da questão da ONJ, vários estudos não foram capazes de estabelecer definitivamente que as taxas de insucesso dos implantes eram substancialmente afectadas por um historial de utilização de bisfosfonatos. Um estudo recente da Austrália do Sul estimou em 0,88% o risco de insucesso do implante em doentes que receberam bifosfonatos orais.

Experimentalmente, o potencial da aplicação tópica de bifosfonatos para melhorar a osteointegração de implantes dentários foi investigado em modelos animais, tendo sido demonstrada a sua utilidade em alguns estudos, mas não em todos. As aplicações tópicas de bisfosfonato em implantes dentários em cães, com e sem uma camada de fosfato de cálcio, promoveram o contacto implante-osso e aumentaram a quantidade de osso periférico aos implantes. Apesar destes potenciais benefícios, os efeitos tóxicos na mucosa oral podem potencialmente contribuir para o desenvolvimento de ONJ. Por conseguinte, é improvável a realização de mais investigações, dadas as questões éticas inerentes à realização de tais ensaios em seres humanos. Os estudos descreveram ulcerações da mucosa gástrica e da mucosa oral ou da língua após a toma de bifosfonatos orais, em grande parte no contexto de uma administração incorrecta[50]

CAPÍTULO-6
INTERFACE IMPLANTE-TECIDO

A INTERFACE IMPLANTE - OSSO (TECIDO DURO)

A relação entre os implantes endósseos e o osso consiste num de dois mecanismos: *a osteointegração*[5] , quando o osso está em contacto íntimo com o implante, ou *a integração fibro-óssea,* em que tecidos moles, como fibras e/ou células, são interpostos entre as duas superfícies.[52] Os defensores do sistema fibro-ósseo de retenção de implantes opinam que a presença de um tecido colagénico denso entre o implante e o osso actuará como uma membrana osteogénica.[53]

O conceito de osseointegração proposto por **Branemark, Zarb, Albrektsson** Não existe, no entanto, um amplo apoio a este conceito.[51] e denominado anquilose funcional por **Schroeder, Zypen, Stich, Sutter**[6] refere-se ao contacto direto entre o osso e o implante ao nível do microscópio ótico. Uma técnica in vitro concebida por **Holden e Bernard**[54] proporcionou um sistema reprodutível para analisar a interface osso-implante, que revelou a compatibilidade entre o osso e o titânio

pode ser demonstrado pelo grande número de colónias ósseas que crescem em titânio, uma quantidade menor cresce em liga de titânio e quase nenhuma cresce em cobalto/crómio. Para além disso, a osseointegração nunca ocorre em 100% da superfície do implante. Os casos bem sucedidos terão entre 30% e 95% da superfície do implante, conforme medido por microscopia ótica. Ao microscópio de luz, o osso parece estar em contacto direto com o implante. Devido ao seu excelente potencial regenerativo, observa-se que o osso cresce à volta das cristas e dos sulcos dos implantes do tipo parafuso e através das aberturas dos implantes do tipo lâmina e cilindro oco. A remodelação do osso continua a ocorrer após a colocação do implante.[52]

No entanto, as secções histológicas da interface osso-implante são normalmente espessas (20150pm) e não permitem uma visualização exacta da interface. Estas secções espessas têm sido o principal padrão de visualização da interface e podem ter levado à definição prematura da interface como osteointegrativa.

Embora algumas investigações ultra-estruturais tenham relatado uma matriz mineralizada em contacto direto com o titânio sem a presença de qualquer camada amorfa[54] , outras relataram a interposição de tecido conjuntivo. Quando um implante é introduzido nos tecidos corporais, depara-se com um "biolíquido", um ambiente aquoso e a colocação subsequente do implante dentário força este biolíquido a escapar, saturando a superfície do implante ao longo de todo o comprimento. As proteínas, os lípidos ou outras biomoléculas podem ser absorvidos na superfície do implante e as interações interfaciais desenvolvem-se no espaço e no tempo numa série de eventos bem orquestrados que podem ser descritos de acordo com o nível de observação.[12,55,56]

Regra geral, as células não se ligam diretamente ao implante, mas sim a glicoproteínas extracelulares que são adsorvidas à superfície. A energia livre da superfície, frequentemente designada por "molhabilidade", é um parâmetro importante para estas interações. Numerosos relatórios demonstraram a existência de uma camada amorfa de proteoglicanos, glicosaminoglicanos e colagénio não mineralizado entre o osso e a superfície do implante, com uma espessura que varia entre 40 e 400 nm[57,58] . Pode existir uma linha semelhante à lâmina limitante com 50 nm de espessura.[55]

A mineralização completa é observada a apenas 2000nm do metal.[13] Descobriu-se que um grande número de proteínas adesivas está envolvido no *mecanismo de adesão celular*[2]

A fibronectina, a vitronectina, a osteopontina, a trombospondina, o fibrinogénio e o fator de von Willebrand contêm o tripeptídeo ácido arginina-glicina-aspártico (RGD), que é reconhecido por receptores (integrinas) na superfície celular.[10] Muitos autores demonstraram que várias propriedades celulares, incluindo a expressão de genes de crescimento e a produção de secreções, são afectadas pela forma da célula, que, por sua vez, é determinada pela conformação tridimensional do citoesqueleto. Foi também referido que a adsorção in vitro de fibronectina era mais elevada em superfícies lisas do que em superfícies rugosas de titânio comercialmente puro. A fibronectina é uma glicoproteína que adere rapidamente a superfícies duras e é conhecida por determinar a adesão celular subsequente.[22] **Gronowicz e McCarthy**[20] concluíram que o tipo de substrato determina o tipo de mecanismo de adesão celular e afecta a produção de proteínas da matriz extracelular.

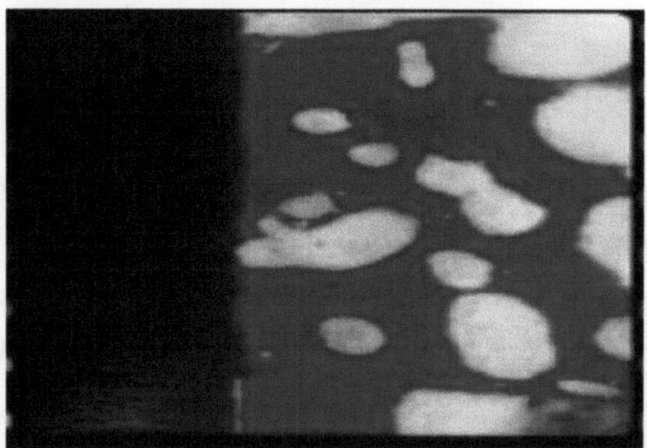

Figura 9: Interface osso-implante caracterizada como "Osseointegrada"

INTERFACE IMPLANTE-TECIDO MOLE

O estabelecimento de uma barreira de tecidos moles à volta de um implante é uma parte essencial da integração dos tecidos e resulta fundamentalmente da cicatrização de feridas. Assim, durante a cirurgia de implante, ou seja, no momento em que o colo do implante ou a parte do pilar penetram na mucosa, inicia-se o processo de cicatrização da ferida. As células epiteliais orais na periferia do retalho da mucosa proliferam e migram para cobrir a parte exposta do tecido conjuntivo e, subsequentemente, ligam-se à superfície do implante através de mecanismos obviamente semelhantes aos observados na interface dente-gengiva. Assim, o epitélio assumirá as caraterísticas de um epitélio juncional e estender-se-á até uma dimensão apical-coronal semelhante à dos dentes. Para além disso, a porção de tecido conjuntivo, localizada entre o osso peri-implantar e o epitélio, integrar-se-á na superfície de titânio, impedindo assim a migração epitelial. Juntamente com o componente epitelial, esta interface tecido conjuntivo-implante estabelecerá uma certa largura biológica. A manutenção de uma barreira de tecido mole saudável e eficaz é fundamental para a função e sobrevivência do implante dentário. A relação dos tecidos moles à volta dos implantes é comparável à dos dentes, uma vez que estes últimos erupcionam mais frequentemente na gengiva e, por conseguinte, ficam rodeados por tecido queratinizado, enquanto os implantes colocados em maxilares reabsorvidos perfuram frequentemente a mucosa alveolar não queratinizada.[8,59]

SELAGEM BIOLÓGICA TECIDO-IMPLANTE

O selamento biológico é um fenómeno único que ocorre nos maxilares e nos tecidos peri-implantares dos doentes em resultado do tratamento com implantes. Este fenómeno biológico é a regeneração e adaptação de células e tecidos biológicos às superfícies de um biomaterial implantado relativamente inerte. A formação desta vedação biológica é fundamental para a longevidade e o sucesso do sistema de implante e prótese. **Weinmann**[60] teorizou o conceito de selagem à volta dos implantes dentários. A adesão de tecido mole que se forma à volta da parte coronal de um implante dentário é de cerca de 3 mm na direção corono-apical e consiste em duas zonas, uma de epitélio e outra de tecido conjuntivo. Estes dois tecidos contribuem para o estabelecimento de um selo biológico, que pode impedir a penetração das bactérias orais e dos seus produtos no organismo. **Lavelle**[41,61] tem enfatizado a necessidade de a gengiva anexa ser adequadamente

adaptar-se ao implante. **James e Kelln**[62] A formação biológica do selamento transmucoso indica que ocorre uma série de eventos após a cirurgia de implante. A gengiva aderente regenera-se à volta do implante formando o "cuff" epitelial, mais apropriadamente designado por margem gengival livre. Apesar de esta área ter estado desdentada, em alguns casos durante longos períodos de tempo, o epitélio em regeneração forma a margem gengival livre completa com um sulco gengival livre e um sulco gengival. O epitélio regenera-se neste sulco e forma um epitélio sulcular não queratinizado e uma zona de células epiteliais na base do sulco que faz a interface com a superfície do implante. Estas células regeneradas têm a mesma morfologia que as células epiteliais juncionais observadas à volta dos dentes naturais. foram os primeiros a iniciar um estudo científico sistemático para investigar este fenómeno de selagem.[63]

Estas células epiteliais na base do sulco produzem uma série de estruturas biológicas de fixação que envolvem a formação de uma estrutura colagénica da lâmina basal composta predominantemente por colagénio de tipo IV.[7] Também são desenvolvidos hemidesmossomas, que são as placas de fixação para manter as células epiteliais na lâmina basal. Além disso, as células epiteliais produzem uma enzima chamada laminina, que serve como um agente de ligação molecular adicional entre as células epiteliais e as várias camadas componentes da lâmina basal.[64] As camadas componentes da lâmina basal são a lâmina lúcida junto à membrana plasmática das células epiteliais, a seguir a lâmina densa, seguida da sub-lâmina lúcida e de uma estrutura de glicosaminoglicanos no implante denominada corpo linear.

***Estruturas biológicas que criam um selo biológico após a colocação cirúrgica de um implante*:**

- Célula epitelial com membrana celular[1]
- Lâmina basal fora da membrana celular:

    Lâmina lúcida

    Lâmina densa

    Sublamina lúcida

- Hemidesmossomas na membrana celular: Densidades periféricas

    Partículas piramidais

    Filamentos finos

- Corpo linear na face do implante

Apesar de os componentes colagénicos do corpo linear não poderem aderir fisiologicamente ou incorporar-se no biomaterial do implante, como acontece no cemento vivo do dente, o elevado teor de glicosaminoglicanos no corpo linear que reveste o implante dentário tem propriedades de "aderência" ou de cola suficientes para formar uma ligação biologicamente ativa e resistente ao trauma na base do sulco gengival regenerado. O selamento biológico funciona como uma barreira eficaz para manter estes dois ambientes distintos separados no ambiente peri-implantar.[64]

Se o selamento for ***violado,*** é provável que os tecidos moles adjacentes fiquem inflamados. Seguir-se-á a atividade osteoclástica do tecido duro subjacente e a reabsorção crónica do osso de suporte, a discrepância será preenchida com tecido de granulação e o implante tornar-se-á cada vez mais móvel, resultando na percolação ou ação de bombeamento das toxinas bacterianas e dos agentes degenerativos para o ambiente interno que rodeia o implante. Por fim, ocorrerá uma destruição suficiente para dar origem a uma inflamação supurativa aguda ou a uma inflamação aguda com dor, particularmente durante a mastigação, ou a uma mobilidade extensa que torna impraticável o suporte da prótese dentária. Se se permitir que os processos degenerativos progridam até este ponto, o único tratamento eficaz é a remoção do implante e o desbridamento da lesão.

Além disso, se for perdido osso suficiente devido a este procedimento destrutivo, o suporte subsequente de implantes adicionais ou de outros dispositivos de restauração pode ficar seriamente comprometido. A interface entre as células epiteliais e a superfície de titânio é caracterizada pela presença de hemidesmossomas e de uma lâmina basal.[1,14,65] Histologicamente, os estudos indicam que estas estruturas epiteliais e a lâmina própria circundante não podem ser distinguidas das estruturas que rodeiam os dentes.[15]

O tecido peri-implantar tinha um teor de fibras mais elevado (e, consequentemente, um teor celular mais baixo) do que o da gengiva à volta dos dentes. A direção média dos feixes de fibras de colagénio da gengiva é paralela à superfície do implante ou do pilar. Mesmo quando os feixes de fibras estão orientados perpendicularmente, o que ocorre com mais frequência na gengiva do que na mucosa que rodeia os implantes, os feixes nunca estão aparentemente embutidos na superfície do implante, como acontece com as fibras dentogengivais e dentoperiosteais à volta dos dentes. Os feixes de fibras têm uma orientação circular semelhante a um manguito. Desde a descrição inicial dos feixes de fibras de colagénio paralelos que correm ao longo da superfície de titânio pelo grupo de Berglundh, outros relataram vários feixes de fibras organizados de diferentes formas, quer obliquamente à superfície de titânio, quer circunferencialmente a esta. Mesmo as alças capilares no tecido conjuntivo sob o epitélio juncional e sulcular em torno dos implantes parecem ser anatomicamente semelhantes às encontradas no periodonto normal. No estado de saúde, este epitélio sulcular tem uma espessura de cerca de 0,5 mm, que mostra a transmigração de células polimorfonucleares e mais células mononucleares. Entre a fixação epitelial e o osso marginal existe um tecido conjuntivo denso com uma vascularização limitada na proximidade imediata da superfície do implante.[39] O significado exato destas observações não era claro. Especulou-se que estes grupos de fibras desempenham um papel de suporte estrutural e de defesa do tecido mole peri-implantar. Num relatório recente, foram feitas afirmações controversas de que foram encontrados feixes de fibras orientados "funcionalmente" perpendiculares à superfície TiUnite dos implantes Branemark. O papel destas fibras permanece desconhecido, mas parece que a sua presença ajuda a criar uma vedação de tecido mole à volta do implante. A nível bioquímico, foram observadas quantidades mais elevadas de colagénio dos tipos IV e VI.

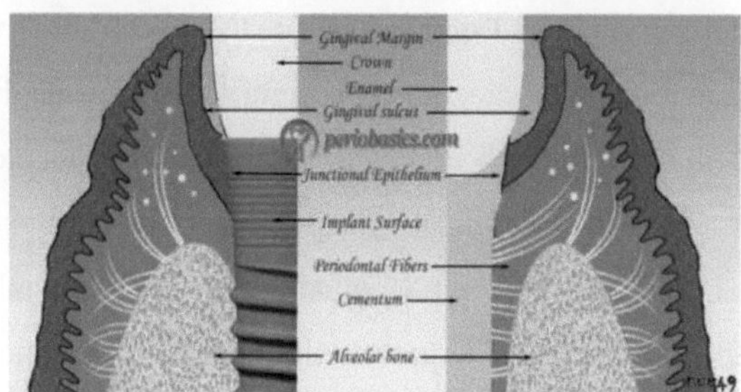

Figura 10: Esquema histológico à volta do implante dentário

O suprimento vascular da mucosa gengival ou alveolar periimplantar é mais limitado do que ao redor dos dentes. De facto, devido à ausência de um ligamento periodontal, este fornecimento vascular é frequentemente reduzido. Uma vez que os implantes não têm ligamento periodontal, qualquer inflamação à sua volta pode causar uma perda óssea mais grave do que a inflamação à volta dos dentes com ligamento periodontal. Mas se fosse possível desenvolver um implante com ligamento periodontal, estes problemas poderiam ser resolvidos. Os estudos demonstraram que as células do ligamento periodontal em cultura podem formar um tecido semelhante a um verdadeiro ligamento periodontal à volta dos implantes

Meffert[26,66] Durante muitos anos, o conceito de uma largura biológica foi utilizado para explicar a observação clínica de uma dimensão constante da junção dento-gengival à volta dos dentes e das restaurações dentárias. **Berglundh e Lindhe** sugeriram que a fixação do hemidesmossoma juncional pode não ser previsível num sistema metálico. Sugeriu que uma alteração química temporária na superfície do implante no momento da colocação cirúrgica poderia potencialmente influenciar os tipos de células envolvidas na resposta de cicatrização após a colocação. Observou que o colagénio e a fibronectina, sugeridos como potencialmente promotores da proliferação fibroblástica e da fixação à superfície do implante, na realidade retardavam a cicatrização quando aplicados à superfície do implante. A fixação dos fibroblastos foi mensuravelmente melhor no titânio cirúrgico liso, mas observou-se uma melhor orientação das células em superfícies de titânio porosas e rugosas.[19]

A altura total da **largura biológica** é de aproximadamente 3-4 mm, em que cerca de 2 mm é a ligação epitelial e cerca de 1 mm é a zona de tecido conjuntivo supracrestal. Foi demonstrado que num modelo de cão, uma constante semelhante de dimensão gengival foi observada também no tecido peri-implantar. Numa experiência elegante, os autores demonstraram que, ao reduzir cirurgicamente a espessura do retalho gengival antes da sutura, ocorrerá subsequentemente uma remodelação óssea crestal correspondente, permitindo o restabelecimento da "largura biológica" do tecido mole peri-implantar para a sua dimensão original, à custa da redução da altura óssea crestal.[59] Clinicamente, a espessura dos tecidos moles peri-implantares varia de 2 mm a vários milímetros. O crescimento epitelial para baixo não ocorre numa situação saudável, indicando que outros factores, para além dos feixes de fibras de colagénio inseridos na superfície da raiz, controlam este crescimento para baixo. O bordo apical da inserção epitelial encontra-se a cerca de 1,5-2 mm da margem óssea, o que significa que a medição do nível de inserção efectuada com uma sonda periodontal será cerca de 1,5 mm superior ao nível ósseo real.

Esta descoberta teve grandes implicações clínicas porque forneceu uma justificação para a colocação cuidadosa do tecido mole na posição "correta" e estável para o acabamento final do tecido peri-implantar. Também explicou, pelo menos em parte, porque é que era importante manter a crista alveolar para suportar o tecido mole sobrejacente.[39]

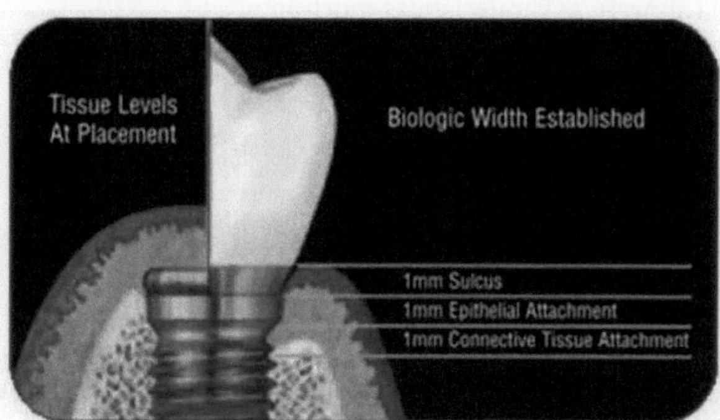

Figura 11: Desenvolvimento da largura biológica à volta dos implantes

CAPÍTULO-7

CARACTERÍSTICAS DA SUPERFÍCIE DO IMPLANTE

Duas categorias de caraterísticas de superfície geralmente citadas para determinar a resposta dos tecidos são[38]

1. Topografia da superfície/caraterísticas morfológicas
2. Propriedades químicas.

Topografia da superfície:

A topografia da superfície pode produzir orientação e guiar a locomoção de células especiais e tem a capacidade de afetar diretamente a forma e a função das mesmas.

A. ***Wennerberg, Albrektsson e Andersson, Kroll***[18] classificaram as superfícies dos implantes como:

1.) Minimamente áspero (0,5-1pm)
2.) Intercalarmente áspero (1-2pm)
3.) Rugoso (2-3iim)

B. ***Com base na textura obtida***

1.) Textura côncava (principalmente através de tratamentos aditivos como o revestimento de HA e

pulverização de plasma de titânio)

2.) Textura convexa (principalmente por tratamento subtrativo como a gravura e a decapagem)

C. ***Com base na orientação das irregularidades***

1.) Superfícies isotrópicas: têm a mesma topografia independentemente da direção de medição, o que inclui métodos de jato abrasivo, pulverização por plasma, gravura e oxidação
2.) Superfícies anisotrópicas: têm uma direccionalidade clara e diferem consideravelmente em termos de rugosidade, como no caso do torneamento ou da fresagem

As superfícies dos implantes apresentam parâmetros descritivos da rugosidade da superfície:

Suave

Wennerberg Albrektsson e Andersson, Kroll[18] sugeriram a utilização de liso para descrever os pilares, enquanto que os termos minimamente rugoso (0,5 a 1 gm), intermédiamente rugoso (1 a 2 gm) e rugoso (2 a 3 gm) devem ser utilizados para as superfícies implantadas. Com base na rugosidade média da superfície (Sa), as superfícies com Sa < 1 gm são consideradas lisas, e as com Sa > 1 gm são descritas como rugosas. O cpTi maquinado (torneado) é uma superfície lisa com um valor Sa de 0,53 a 0,96 gm, dependendo dos protocolos de fabrico, do grau do material e da forma e nitidez das ferramentas de corte. As linhas paralelas circunferenciais de 0,1 gm de profundidade/largura, perpendiculares ao eixo longo do implante, são um achado comum nas superfícies maquinadas.

Áspero[21]

Antes de Branemark esclarecer os passos cirúrgicos adequados a tomar para obter um contacto íntimo osso-implante, conhecido como osseointegração. A procura de superfícies biocompatíveis é conseguida através de processos aditivos ou subtractivos.

Vantagens do aumento da rugosidade:[38,27]

- Aumento da área de superfície do implante adjacente ao osso
- Melhoria da fixação das células ao osso
- Aumento da presença de osso na interface do implante
- Aumento da interação bioquímica do implante com o osso

A pulverização por plasma é utilizada para a aplicação de Ti ou HA em núcleos metálicos com uma espessura de revestimento de 10 a 40 gm para Ti 37 e de 50 a 70 gm para HA. A espessura depende do tamanho das partículas, da velocidade e do tempo de impacto, da temperatura e da distância entre a ponta do bocal e a área da superfície do implante. O valor da rugosidade da superfície (Ra) para a pulverização de plasma de Ti é de 1,82 gm, e para a pulverização de plasma de HA, Ra = 1,59 a 2,94 gm55.

Poroso

Estas são produzidas quando o pó esférico de material metálico/cerâmico se torna uma massa coerente com o núcleo metálico do corpo do implante. A ausência de arestas vivas é o que as distingue das superfícies rugosas. Estas são caracterizadas pelo tamanho, forma, volume e profundidade dos poros, que são afectados pelo tamanho das partículas esféricas e pela temperatura e pressão da câmara de sinterização.56 A profundidade dos poros depende do tamanho das partículas (44 a 150 pm) e da sua concentração por unidade de área, bem como da espessura do revestimento aplicado (normalmente 3.000 pm). Uma profundidade de poro de 150 a 300 pm parece ser o tamanho ideal para o crescimento do osso e o contacto máximo com as paredes do poro.[11]

Os poros na gama de 40-100 pm permitiram a formação de osteoide, e apenas estava presente tecido fibroso em poros de 5 a 15 pm. A forma dos poros não parece influenciar o resultado biológico, ao passo que o volume dos poros (% de porosidade) deve equilibrar de forma crítica os pontos de contacto do metal (resistência do revestimento) com a oportunidade de crescimento ósseo. Trabalhos mais recentes com materiais bioactivos indicam que o osso pode crescer em poros mais pequenos e que o tamanho e a densidade de volume das interligações são importantes devido à necessidade de circulação sanguínea e de troca de líquidos extracelulares.[67] Um exame recente ao microscópio eletrónico de implantes retirados de seres humanos parece mostrar osso em pequenos poros superficiais com diâmetros de cerca de 2pm.

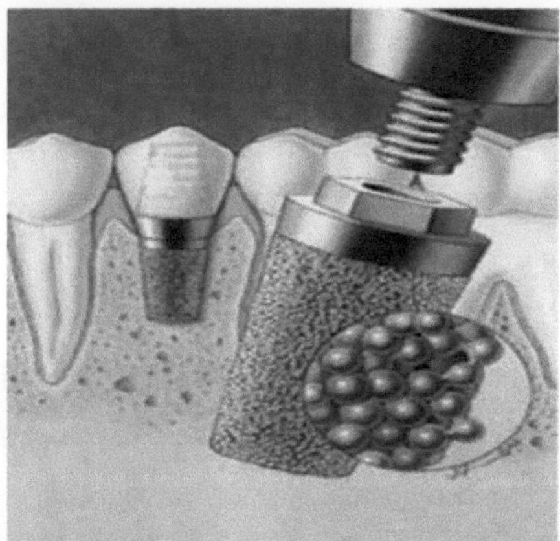

Figura 12: Superfície de contacto do implante dentário

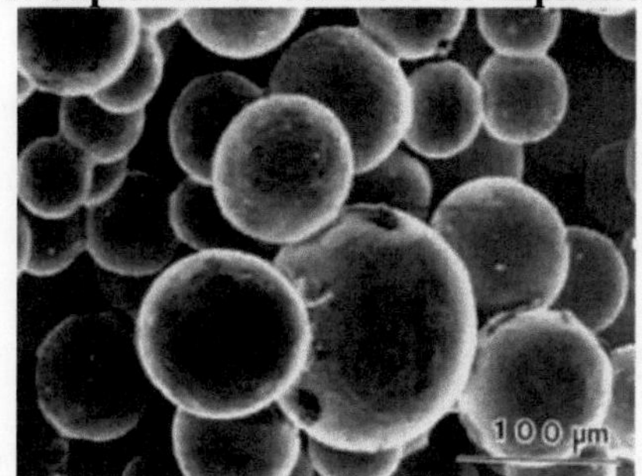

Figura 13: Superfície de um implante de liga de titânio

Vantagens:[68]

- Observa-se uma interface de interligação 3D segura com o osso
- Remodelação previsível e mínima da crista óssea
- Tempo de cicatrização curto
- Proporcionam espaço e volume para a migração e fixação de células, apoiando assim a osteogénese de contacto

1) <u>TIPOS DE TRATAMENTO DE SUPERFÍCIE DE IMPLANTES DENTÁRIOS</u>

A superfície dos implantes dentários é preparada através da combinação dos seguintes tratamentos de superfície

A) Jato de areia

B) Gravura com ácido

C) Oxidação

D) Polimento mecânico

E) Pulverização térmica

F) Decapagem abrasiva

1 A) JACTO DE AREIA

O tratamento com jato de areia remove a película de óxido na superfície interna da fundição e torna a superfície do implante mais rugosa para aumentar a força de ligação ao osso. O aumento da rugosidade de um implante pode ser conseguido através do jato de pequenas partículas na superfície, normalmente designado por jato de areia ou jato de granalha. A rugosidade da superfície aumenta com o tamanho das partículas utilizadas, sendo que as superfícies jacteadas com partículas de 25um eram mais rugosas do que a superfície maquinada e mais suaves do que as superfícies jacteadas com partículas de 75um e 250um, [69]

1 B) GRAVURA ÁCIDA

Remove os grãos abrasivos utilizados no jato de areia. Com o ataque ácido, a superfície é perfurada através da remoção de grãos e limites de grãos da superfície do implante, uma vez que certas fases e impurezas são mais sensíveis ao ataque ácido, obtendo-se uma remoção selectiva do material. A rugosidade resultante depende do material a granel, da microestrutura da superfície, do ácido e do tempo de imersão.[25]

1 C) OXIDAÇÃO

O tratamento de oxidação lamina um óxido de titânio na superfície do implante de titânio para formar uma superfície de implante irregular.[25]

1 D) POLIMENTO MECÂNICO

Este tratamento alisa a superfície do implante para aumentar a área de contacto com o osso.[25]

1 E) PULVERIZAÇÃO TÉRMICA

As técnicas de pulverização térmica são processos de revestimento em que os materiais fundidos (ou aquecidos) são pulverizados sobre uma superfície. O "material de alimentação" (precursor do revestimento) é aquecido por meios eléctricos (plasma ou arco) ou químicos (chama de combustão)

A pulverização térmica pode fornecer um revestimento espesso (a gama de espessuras aproximada é de 20 micrómetros a vários mm, dependendo do processo e da matéria-prima) numa grande área a uma elevada taxa de deposição, em comparação com outros processos de revestimento, como a galvanoplastia e a deposição química em fase vapor. Os materiais de revestimento disponíveis para a projeção térmica incluem metais, ligas, cerâmicas, plásticos e compósitos. A qualidade do revestimento é normalmente avaliada medindo a sua porosidade, teor de óxido, macro e microdureza, resistência da ligação e rugosidade da superfície. Geralmente, a qualidade do revestimento aumenta com o aumento da velocidade das partículas.[69]

Distinguem-se várias variantes de pulverização térmica:- A pulverização térmica é uma técnica de pulverização que pode ser utilizada em qualquer tipo de aplicação.

a) Pulverização por plasma

b) Pulverização de detonação

c) Pulverização por arco de arame

d) Pulverização por chama

e) Pulverização de revestimento oxicombustível de alta velocidade (HVOF)

f) Pulverização a quente

g) Pulverização a frio

1 F) DECAPAGEM ABRASIVA

É a operação que consiste em impelir à força, sob alta pressão, um vapor de material abrasivo contra uma superfície para alisar uma superfície rugosa, tornar áspera uma superfície lisa, dar forma a uma superfície ou remover contaminantes da superfície. Um fluido pressurizado, normalmente ar ou uma roda centrífuga, é utilizado para impulsionar o material.

Existem várias variantes do processo, tais como a decapagem com esferas, a decapagem com areia, a decapagem com soda e a decapagem com granalha.

2) TIPOS DE IMPLANTES DENTÁRIOS NA TEXTURA DA SUPERFÍCIE

O titânio puro e as ligas de titânio são materiais padrão bem estabelecidos em implantes dentários devido à sua combinação favorável de resistência mecânica, estabilidade química e biocompatibilidade. A primeira geração de implantes de titânio clínicos utilizados com sucesso, que foram maquinados com uma textura de superfície lisa, aproxima-se agora dos 50 anos de utilização clínica. Cientistas de todo o mundo desenvolveram a segunda geração de implantes clinicamente utilizados que foram submetidos a jato mecânico acoplado ou não, com Acid Etch, Revestimentos Bioactivos, Anodizados e, mais recentemente, Superfícies Modificadas por Laser.[70]

O principal objetivo do desenvolvimento de modificações da superfície dos implantes é promover a osteointegração, com uma formação óssea mais rápida e mais forte. Isto irá provavelmente conferir uma melhor osseointegração, com uma formação óssea mais rápida e mais forte, o que irá provavelmente conferir uma melhor estabilidade durante o processo de cicatrização, o que, preferencialmente, irá melhorar o desempenho clínico na área de fraca qualidade e quantidade óssea.[70]

2 A) RUGOSIDADE DA SUPERFÍCIE DE IMPLANTES DE TITÂNIO

A rugosidade da superfície foi identificada como um parâmetro importante para os implantes e para a sua capacidade de ancoragem no tecido ósseo.

Existe uma variedade de diferentes métodos de fabrico para aumentar a rugosidade da superfície do implante, sendo os mais utilizados os seguintes[40]

1) Maquinação
2) Jato de areia
3) Gravura ácida
4) Oxidação anódica
5) Modificação do laser

Além disso, os implantes disponíveis no mercado foram classificados de acordo com o valor de rugosidade (Sa) em 4 grupos

a) Liso (Sa<0,5um)
b) Minimamente áspero (Sa=0,5-1,0um)
c) Moderadamente áspero (Sa=1,0-2,0um)
d) Áspero (Sa >2,0um)

O valor SA representa as alturas médias dos picos e das cavidades da superfície, enquanto outro parâmetro importante é Sdr, que representa a área de superfície desenvolvida em comparação com uma área plana perfeita; com uma área de superfície maior, é possível obter um maior contacto com o tecido ósseo.[40]

1) SUPERFÍCIE MAQUINADA

A primeira geração de implantes osseointegrados tinha uma superfície maquinada relativamente lisa. A superfície maquinada do implante é apenas torneada e é considerada minimamente rugosa. Os valores típicos de Sa para superfícies maquinadas são 0,3-1,0um. O óxido da superfície é constituído por uma camada amorfa de Tio_2 com 2-10 nm de espessura.[40]

2) SUPERFÍCIES JACTO DE AREIA

O aumento da rugosidade de um implante pode ser conseguido através do jato de pequenas partículas na superfície, normalmente designado por jato de areia ou jato de granalha. Quando as partículas atingem a superfície do implante, criam uma cratera. A rugosidade da superfície depende, portanto, do material a granel, do material da partícula, do tamanho da partícula, da forma da partícula, da velocidade da partícula e da densidade das partículas. A rugosidade da superfície resultante é normalmente anisotrópica, consistindo em crateras e cristas e, ocasionalmente, em partículas incrustadas na superfície. A rugosidade da superfície aumenta com o tamanho das partículas utilizadas. Os valores típicos de Sa são 0,5-2,0um. Outros implantes jacteados com partículas de 25um e 75um apresentam um binário de remoção mais elevado em comparação com uma superfície de implante maquinada.[40]

É efectuada principalmente por bombardeamento da superfície do implante com Al2O3 ou TiO2 e por abrasão com partículas de tamanho pequeno, médio e grande.[71] A rugosidade depende do tamanho das partículas, do tempo de jato, do número e da velocidade das rotações a que o implante é submetido, da pressão e da distância entre a fonte de partículas e a superfície do implante. Parece haver uma forte tendência para a rugosidade da superfície aumentar à medida que o tamanho das partículas aumenta. O jato de uma superfície lisa de Ti com partículas de Al2O3 de 25 pm, 75 pm ou 250 pm produz superfícies com valores de rugosidade de 1,16 a 1,20, 1,43 e 1,94 a 2,20, respetivamente.

Vantagens: [72]

Estudos demonstraram que permite a adesão, a proliferação e a diferenciação de osteoblastos e também se verificou que os fibroblastos aderem à superfície com dificuldade, podendo assim limitar a proliferação de tecidos moles e aumentar a formação óssea. O procedimento de jato de areia resultou numa superfície isotrópica e deixou resíduos de Al203 partículas na superfície do implante, o que poderia modificar o processo de cicatrização óssea. Estudos demonstraram que a presença de partículas de Al2O3 remanescentes pode ser benéfica para a osseointegração, catalisando este processo, enquanto outros acreditam que os iões de alumínio podem prejudicar a formação óssea por uma possível ação competitiva com o cálcio.

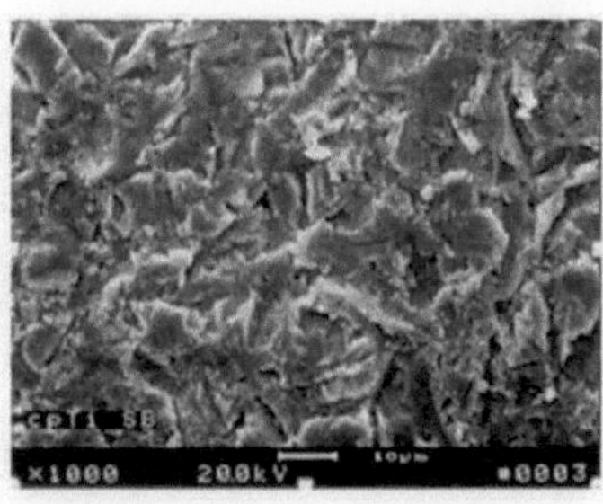

Figura14 :Jato de areia espécime

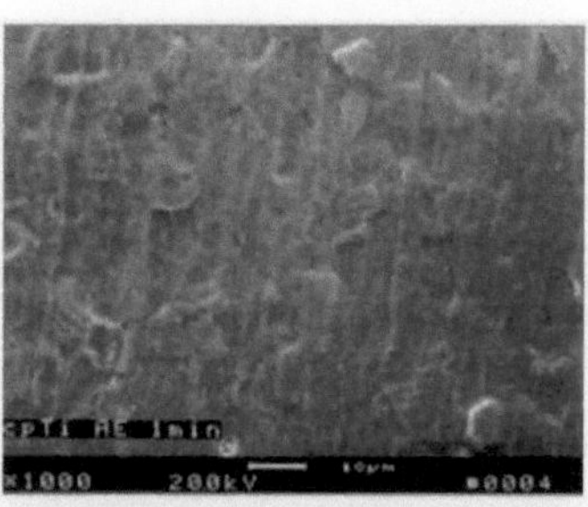

Figura 15: Provete tratado com ácido durante 1 min

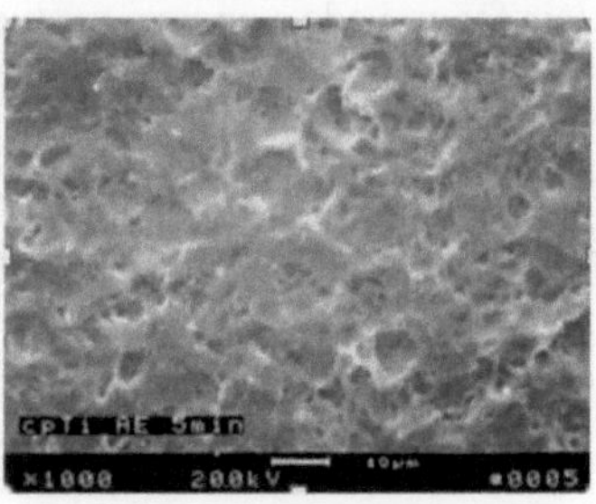

Figura 16: Provete tratado com ácido durante 5 minutos

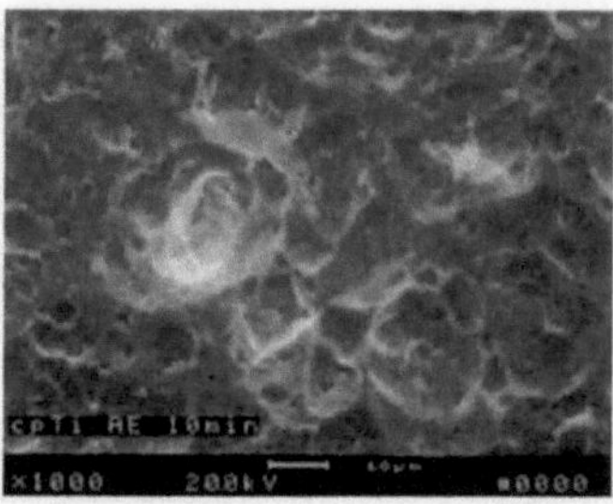

Figura 17: Provete tratado com ácido durante 10 minutos

3) <u>SUPERFÍCIE GRAVADA COM ÁCIDO</u>

Com o condicionamento ácido, a superfície é perfurada através da remoção de grãos e limites de grãos da superfície do implante. Como certas fases e impurezas são mais sensíveis ao condicionamento ácido, obtém-se uma remoção selectiva do material. A rugosidade resultante depende do material a granel, da microestrutura da superfície, do ácido e do tempo de imersão. As superfícies são consideradas minimamente rugosas, uma vez que o valor típico de Sa é de 0,2-1,0um. Observou-se um contacto significativamente mais elevado entre o osso e o implante nos implantes condicionados com ácido, em comparação com os implantes maquinados.[40]

O condicionamento ácido de uma base de titânio foi proposto para modificar a superfície do implante sem deixar os resíduos encontrados após o procedimento de jato de areia, para evitar o tratamento não uniforme da superfície e para controlar a perda de substância metálica do corpo do implante. Este procedimento é efectuado utilizando banhos de ácido clorídrico (HCl), ácido sulfúrico (H2 SO 4), HF e ácido nítrico (HNO 3). O implante metálico é imerso numa solução ácida, que corrói a sua superfície, criando cavidades de diâmetro e forma específicos. A concentração da solução ácida, o tempo e a temperatura são factores que determinam o resultado do ataque químico e a microestrutura da superfície. O exame da superfície revelou uma superfície isotrópica com irregularidades visíveis de alta frequência.[73]
Em 1996, foi comercializado um implante cuja superfície foi gravada com uma mistura de solução de ácido clorídrico/ácido sulfúrico (Osseotite). Verificou-se que a resistência à remoção do torque era 4 vezes maior com esta superfície condicionada com ácido, quando comparada com uma superfície maquinada e, num estudo prospetivo multicêntrico, em que os implantes foram carregados durante 1 a 36 meses, a taxa de sucesso total foi de 93,7%. [74]

Técnica de duplo ataque ácido: Proposta para produzir uma microtextura em vez de uma macrotextura. Maior adesão de genes plaquetários e maior expressão de genes extracelulares, o que ajuda na colonização de osteoblastos no local e promove a osteointegração.

4) SUPERFÍCIE DECAPADA COM JACTO DE AREIA E GRAVADA COM ÁCIDO (SLA)

Os implantes dentários disponíveis no mercado são normalmente jacteados com partículas e, em seguida, submetidos a um tratamento ácido. Isto é efectuado para obter uma rugosidade superficial dupla, bem como para remover as partículas de jato incorporadas. A corrosão reduz os picos mais elevados, ao mesmo tempo que são criadas cavidades mais pequenas e a rugosidade média da superfície é reduzida. No início dos anos 90, a investigação intensiva já tinha demonstrado que a superfície jacteada com areia e gravada com ácido apresentava vantagens em comparação com quase todos os outros tipos de superfície de implante, incluindo a superfície de pulverização de plasma de titânio. Os valores típicos de Sa para implantes jacteados e gravados com ácido são de 1-2um.[40]

A superfície é produzida através de um processo de jato de areia de grão grosso 250-500 pm, seguido de ataque com ácido clorídrico/sulfúrico. O principal objetivo é que o jato de areia resulte na rugosidade da superfície e o ataque ácido conduza à microtextura e à limpeza. A superfície resultante era constituída por lacunas e orifícios uniformemente dispersos e parecia ser ligeiramente menos rugosa do que a superfície pulverizada com plasma, que apresentava uma textura profundamente irregular que proporcionava um ambiente menos favorável à disseminação das células. Estas superfícies são conhecidas por terem uma melhor integração óssea em comparação com as restantes superfícies referidas.

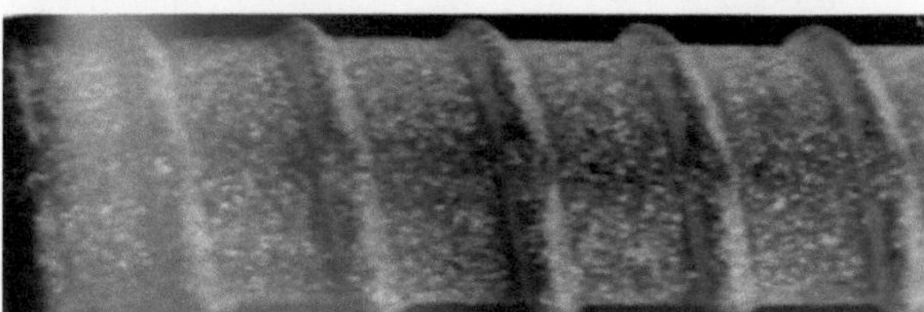

Figura 18: Implante jato de areia

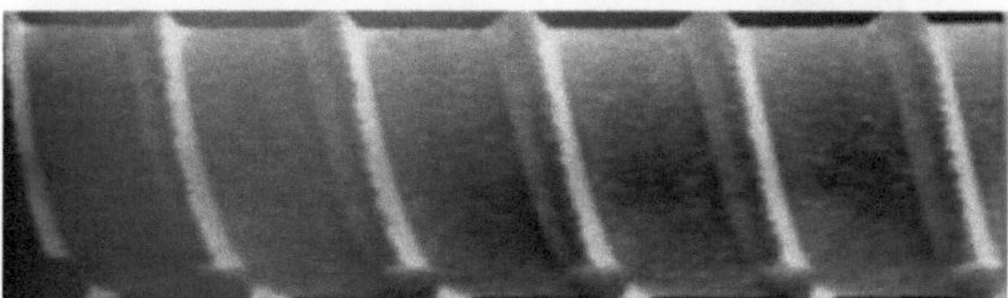

Figura 19: Implante tratado com ácido

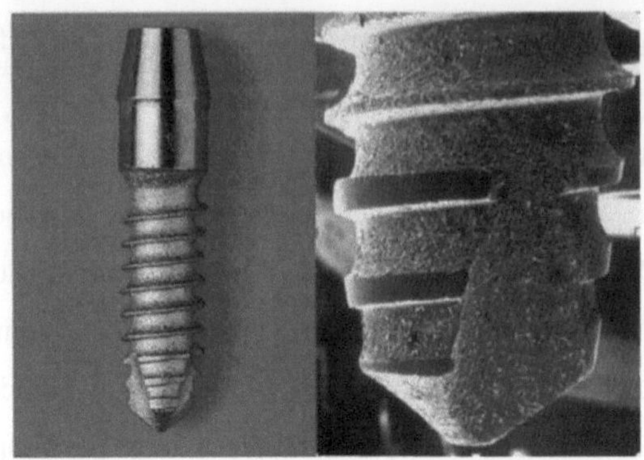

Figura 20: Jato de areia com gravação ácida (SLA)

Num estudo comparativo realizado em porcos em miniatura, para a superfície gravada com ácido, Ra= 1,3 pm e para a superfície jacteada com areia e gravada com ácido, Ra = 2,0 pm, que apresentou[36,75] valores de remoção de torque significativamente mais elevados do que os observados nas superfícies gravadas com ácido.[76] Os valores de contacto osso-implante de 60% a 70% foram registados em implantes jateados com areia e gravados com ácido, concluindo que a taxa e o grau de osseointegração são superiores em implantes jateados com areia e gravados com ácido.

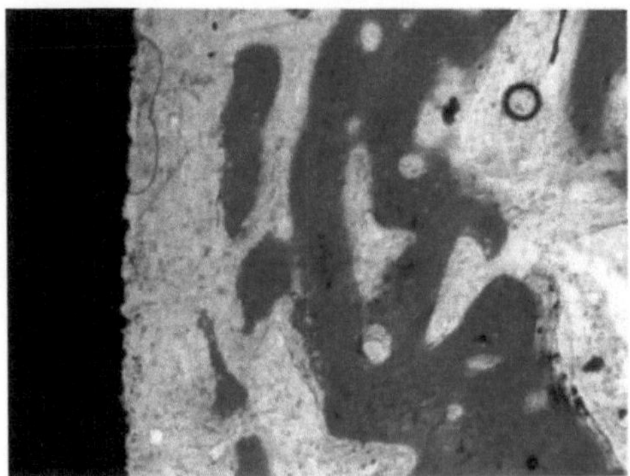

Figura 21: Histologia da superfície maquinada mostrando osteogénese à distância

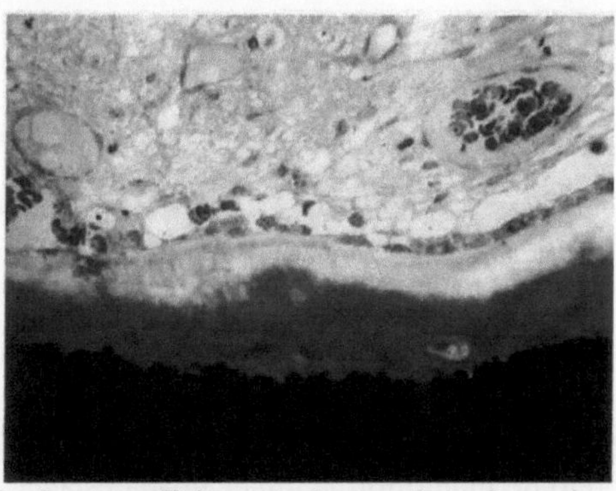

Figura 22: Histologia da superfície tratada com jato de areia e gravada com ácido

5) SUPERFÍCIE ANODIZADA

A superfície anodizada (Ti Unite) é um óxido de titânio parcialmente cristalino e enriquecido com fosfatos, caracterizado por uma superfície microestruturada com poros abertos na gama dos micrómetros mais baixos. A anodização ou oxidação anódica, como também é chamada, é um processo eletroquímico realizado num eletrólito. As propriedades estruturais e químicas podem ser adaptadas através da variação de diferentes parâmetros do processo, como o potencial do ânodo, a composição do eletrólito, a temperatura e a corrente. Além disso, dependendo da composição do eletrólito, podem ser integrados diferentes iões na camada de óxido, como o fósforo, o cálcio e o magnésio. Foi registado um contacto significativamente mais elevado entre o osso e o implante, bem como valores de binário de remoção biomecânicos mais elevados para superfícies anodizadas com fósforo em comparação com superfícies maquinadas em cães e coelhos.[40]

O processo de oxidação pode ser utilizado para alterar as caraterísticas da camada de óxido e torná-la mais biocompatível. Isto é feito através da aplicação de uma tensão no implante de titânio imerso em eletrólito. Isto resulta numa superfície com microporos de diâmetro variável e acelera a formação óssea e o processo resulta numa superfície isotrópica que se caracteriza pela presença de estruturas craterosas.[73] Demonstra ausência de citotoxicidade e aumento da fixação e proliferação celular. O teor de óxido da camada de TiO2 é essencial para os processos de nucleação para formar fosfato de cálcio

precipitados, que conduzem à formação de osso mineralizado.[34,31] Outra linha de investigação é a integração. A vantagem é modificar a superfície sem depositar partículas de areia.

Fluoreto na camada de TiO2. Este elemento forma hidroxiapatite fluoretada ou fluoroapatite com melhor cristalização e melhor resistência à dissolução do que a hidroxiapatite. O fluoreto de titânio forma uma camada estável, um esmalte, quando aplicado nas superfícies dentárias. Estes iões podem ser deslocados pelo oxigénio proveniente dos fosfatos, conseguindo assim uma ligação covalente entre o osso e a superfície do implante. A libertação de flúor também é conhecida por inibir a adesão de proteoglicanos e glicoproteínas à superfície da hidroxiapatite, duas macromoléculas conhecidas por inibir a mineralização.[52] O flúor também melhora a incorporação de colagénio recém-formado na matriz óssea e aumenta a taxa de sementeira de cristais de apatite, bem como aumenta a densidade óssea trabecular e estimula o número de células osteoprogenitoras in vitro. [77]

6) SUPERFÍCIE MICRO E NANO ESTRUTURADA MODIFICADA POR LASER

O laser é um campo emergente para utilização como ferramenta de microusinagem para produzir uma estrutura 3D ao nível dos micrómetros e nanómetros. Esta técnica é um método de eleição para geometrias de superfície complexas. A técnica gera impulsos curtos de luz de um único comprimento de onda, fornecendo energia concentrada num único ponto. É rápida, extremamente limpa e adequada para as modificações selectivas de superfícies e permite a geração de microestruturas/caraterísticas complexas com alta resolução. Estas vantagens tornam esta técnica interessante para implantes biomédicos geometricamente complexos. A técnica laser tem várias vantagens: não necessita de produtos químicos e pode ser utilizada no fabrico de rotina. Apenas o vale e partes do flanco das roscas do implante foram tratados com laser, enquanto a parte restante foi deixada como maquinada. A ideia subjacente a esta conceção é que o padrão/parte do flanco da rosca do implante, que pode ter um maior risco de exposição a microrganismos e placa bacteriana, é caracterizado por uma superfície relativamente lisa para minimizar a incidência de peri-implantite, enquanto a parte do vale das roscas do implante tem uma superfície mais áspera.[40]

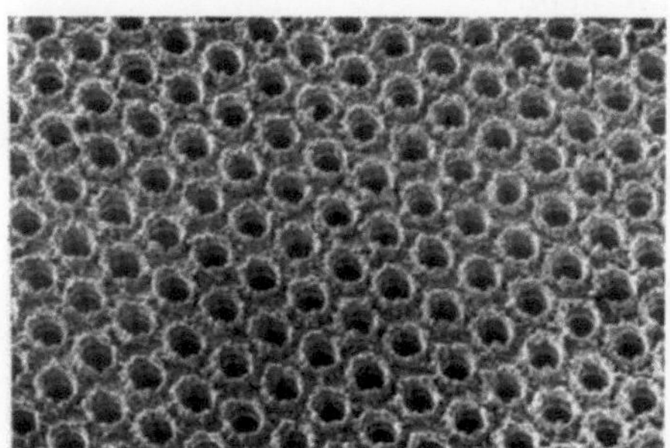

Figura 23: SEM x 70

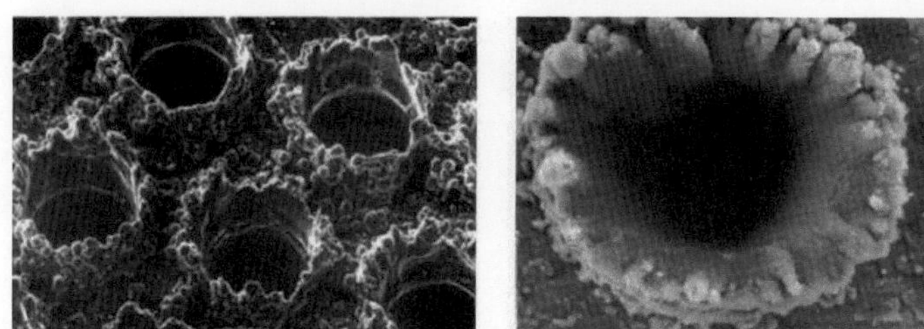

Figura 24: SEM x 300

2 B) REVESTIMENTOS DE FOSFATO DE CÁLCIO EM IMPLANTES DE TITÂNIO

Os "fosfatos de cálcio" (CaP) são a família mais comum de biocerâmicas bem conhecidas pela sua utilização em aplicações biológicas. O CaP, na forma cristalográfica de apatite, é um importante constituinte mineral do osso. As cerâmicas de fosfato de cálcio são integradas no osso seguindo uma sequência de eventos bem conhecida. São consideradas bioactivas e osteocondutoras[42]

Foram introduzidos diferentes tipos de métodos para preparar revestimentos de fosfato de cálcio em implantes dentários. Estes métodos podem ser divididos em dois grupos: métodos físicos e químicos. Por vezes, também podem ser designados por métodos secos e húmidos

As técnicas físicas incluem:-

- Deposição por pulverização de plasma
- Prensagem isostática a quente.

As técnicas químicas incluem

- Método Sol Gel
- Processo biomimético

TÉCNICAS FÍSICAS PARA REVESTIMENTOS DE IMPLANTES

TECHNIQUE	CHARACTERSTICS	PROPERTIES
1. **PLASMA SPRAYING DEPOSITION**	1) High temp>1000ºC 2)Reproducible 3)High deposition rate	1) 2D 2)No homogeneity of crystallnity 3)Promote fast and strong fixation and bone growth in vivo and clinically 4)Bacteria adhesion
2. **MAGNETRON SPUTTERING DEPOSITION**	1) High deposition rate 2)Metallic and non-metallic substrates	1)2D 2) Ion doped hydroxyapatite and composites coatings
3. **PULSED LASER DEPOSITION**	1) Fast deposition rate 2)Multi component and metastable materials	1)2D 2)HA,OCP
4. **HOT ISOSTATIC PRESSING**	1)High Temperature and pressure	1) 2D

TÉCNICAS QUÍMICAS PARA REVESTIMENTOS DE IMPLANTES

1. SOL-GEL METHOD	1) Combine with different coating process, such as dip and spinning coatings following sintering. 2)Substrates with complex geometry	1)3D 2)Easy to control the compositions
2. **BIOMIMETIC PROCESS**	1)Conducting substrates 2)Chargeable particles 3)Low temperature	1) 3D 2) Low boding strength between coating and substrates
3. ELECTROPHORETIC DEPOSITION	1) Conducting substrates 2)Chargeable particles 3)Low temperature	
4. **ULTRASONIC SPRAY PYROLYSIS**	1) Ambient temperature 2) Continuous and pulse spray	1) 2D 2) Cracks in coatings

2 B) a) PULVERIZAÇÃO PLASMÁTICA

Os revestimentos de hidroxiapatite têm uma rugosidade e um aumento da área de superfície funcional semelhantes aos do spray de plasma de titânio. Foi relatado que o osso adjacente ao implante revestido com HA é mais bem organizado do que com outros materiais de implante e tem um maior grau de mineralização.

Vantagens: [78]

- O revestimento de HA pode reduzir as taxas de corrosão das mesmas ligas de substrato
- Pode atribuir-se ao revestimento de HA a possibilidade de obter uma melhor fixação do implante ósseo em comparação com as superfícies

maquinadas.

- Têm taxas de sucesso mais elevadas na maxila
- Sendo osteocondutor por natureza, observa-se uma maior deposição óssea.

Desvantagens:

- A delaminação do revestimento leva à falha do implante.
- A dissolução/fratura do revestimento de HA resulta em falha.
- Predispõe à retenção da placa bacteriana.
- Rachaduras, fissuras ou escamação na inserção
- Aumento de bactérias e nidus de infeção

As superfícies porosas ou rugosas de titânio foram fabricadas por pulverização de plasma numa forma de pó de gotículas fundidas a altas temperaturas. A temperaturas da ordem dos 15.0000C, um plasma de árgon é associado a um bocal para fornecer partículas parcialmente fundidas de pó de titânio (0,05-0,1 mm de diâmetro) a uma velocidade muito elevada de 600m/seg, projectadas sobre um substrato de metal ou liga. A camada projectada por plasma após a solidificação tem frequentemente uma espessura de 0,04-0,05 mm. Quando examinados ao microscópio, os revestimentos apresentam poros redondos ou irregulares que podem estar ligados entre si.

Foi relatado que a superfície de pulverização de plasma de titânio (TPS) aumenta a área de superfície da interface osso-implante e actua como uma superfície tridimensional que pode estimular a osteogénese de adesão[27,79] . Foi relatado que o aumento da área de superfície chega a ser de 600%, embora ocorra um enorme aumento da área de superfície total a nível microscópico, a capacidade real de carga do revestimento aumenta a área funcional em 25%-30%, o que é substancial.[6]

Pulverização de plasma de titânio:

As superfícies porosas na gama do TPS (150-400pm) também aumentam a resistência à tração da interface entre o osso e o implante, resistem às forças de cisalhamento e melhoram a transferência de carga. O aumento da rugosidade da superfície pode também melhorar a fixação inicial do implante, especialmente em osso mais macio. Os proponentes das preparações de superfícies porosas referiram que houve resultados que demonstraram uma cicatrização inicial mais rápida em comparação com implantes de titânio poroso não revestidos e que a porosidade permite a formação de osso no interior das porosidades, mesmo na presença de algum micromovimento durante a fase de cicatrização. [6,80]

Estas superfícies permitem a colocação bem sucedida de implantes de menor comprimento quando comparadas com implantes não revestidos, a teoria básica baseia-se no aumento da área de contacto com o osso.

A desvantagem da utilização de implantes pulverizados por plasma é o descolamento do titânio após a inserção do implante e a fissuração e descamação dos revestimentos devido às tensões produzidas pelo processamento a temperaturas elevadas e ao risco de acumulação de material desgastado na zona interfacial durante a implantação de implantes de titânio pulverizados por plasma.

Foi efectuada uma comparação da resposta biológica de superfícies pulverizadas com plasma (Ra = 7,345pm) e torneadas (Ra = 0,350 pm) em babuínos. Não foram observadas diferenças estatísticas entre os grupos seis meses após a implantação em superfícies pulverizadas com plasma e torneadas, apresentando percentagens de BIC de 55,9% e 56,2%, respetivamente.

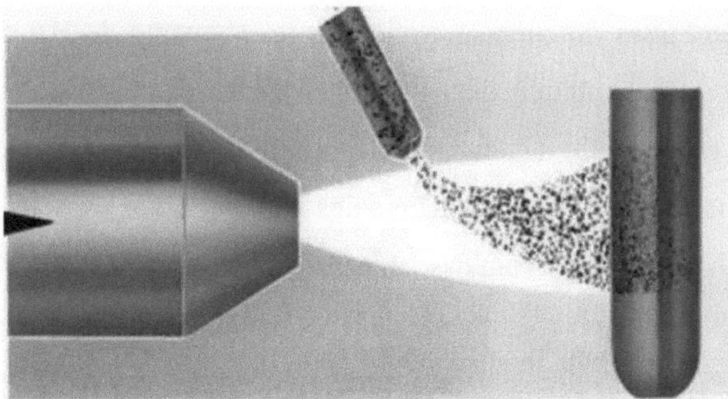

Figura 25: Revestimento de titânio pulverizado por plasma (TPS)

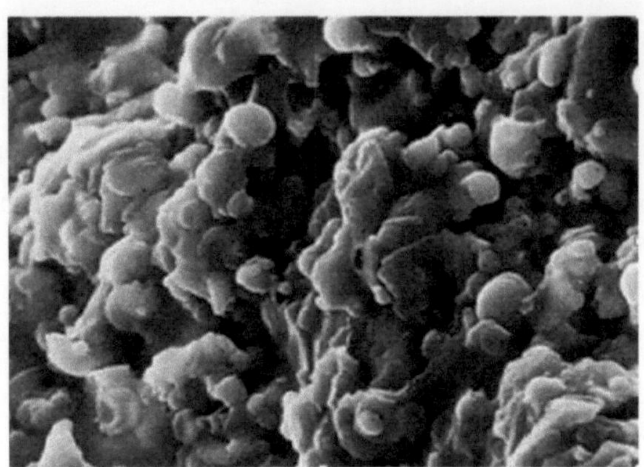

Figura 26: SUPERFÍCIE DE UM IMPLANTE DE TITÂNIO PULVERIZADO POR PLASMA (SEM, AMPLIAÇÃO 5.000 X).

Vantagens clínicas do HA em relação ao TPS:

O espaço ou "gap" entre o implante e o osso pode afetar a percentagem de contacto ósseo após a cicatrização. A cicatrização do espaço pode ser melhorada com um revestimento de HA.

- Interface óssea de cicatrização mais rápida
- Aumento da cicatrização da lacuna entre o osso e a HA
- Interface mais forte do que a TPS
- Menor corrosão do metal

A evidência histológica do sucesso clínico do revestimento de HA foi relatada por Uehara, Takaoka, Ito, em que dois implantes dentários, fracturados devido a um acidente, foram recuperados de um doente após um mês de carga. Foi encontrado osso denso em estreita relação com a superfície dos implantes e os espaços intermédios de cada rosca foram preenchidos com osso mineralizado. Os valores BIC foram de 87,5% e 97,4% e a ligação entre o revestimento de HA e o metal foi uniformemente apertada e constante (30 e 50pm).78 Foi registada uma elevada taxa de sobrevivência de 93,2% para implantes revestidos com HA num estudo de acompanhamento de 12 anos.[37]

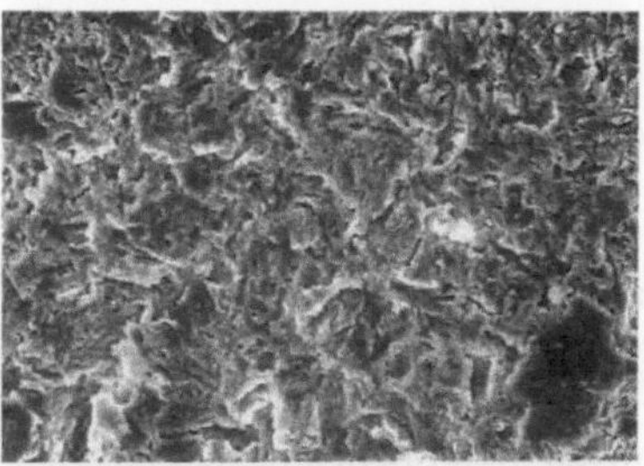

Figura 27: Revestimentos de hidroxiapatite na superfície do implante (SEM)

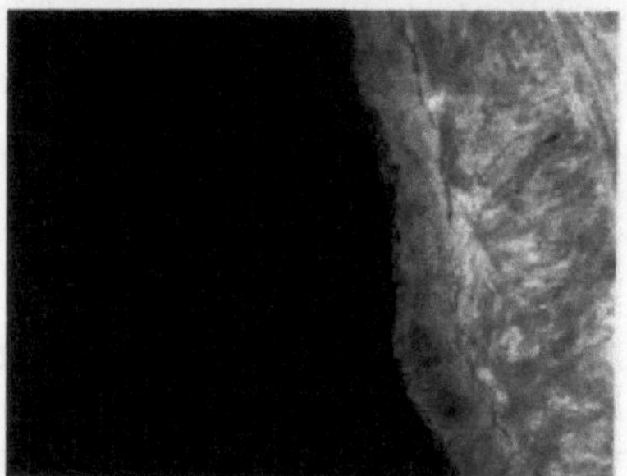

Figura 28: Histologia do implante revestido a hidroxiapatite

2 B) b) DEPOSIÇÃO DE ESPAÇADORES

O processo de pulverização catódica demonstrou ser uma técnica particularmente útil para a deposição de películas finas biocerâmicas (com base em sistemas Ca-P), devido à capacidade da técnica para proporcionar um maior controlo das propriedades dos revestimentos e uma melhor adesão entre o substrato e o revestimento. O fosfato de cálcio foi registado como variando entre 1,5 e 2,6 um.[35]

DESVANTAGENS

- Demora muito tempo
- Produz revestimentos amorfos e o rácio CaP do revestimento é superior ao da HA sintética.
- A espessura dos revestimentos de hidroxiapatite produzidos pelo processo de pulverização catódica varia entre 0,5 e 3,0

2 B) c) PRECIPITAÇÃO BIOMIMÉTICA

A deposição biomimética de fosfato de cálcio em superfícies de material de implante é uma técnica originalmente desenvolvida por Kokubo e colaboradores. Este método permite que a hidroxiapatite e outras superfícies de fosfato de cálcio sejam depositadas em substratos num fluido corporal simulado (SBF) em condições fisiológicas de temperatura e pH em formas geométricas complexas. A espessura dos revestimentos de HA produzidos por processo biomimético varia entre 20 e 25um. A superfície de apatite produzida biomimeticamente pode, por conseguinte, ser útil para facilitar o crescimento ósseo precoce em superfícies porosas sem a possibilidade de detritos de revestimento, infiltração de macrófagos, encapsulamento de tecido fibroso e eventual falha do revestimento, como pode ocorrer com o revestimento de hiroxiapatite pulverizado por plasma.[35]

2 B) d) REVESTIMENTO DE VIDRO BIOACTIVO

Originalmente introduzidos por Hench, os vidros bioactivos à base de sílica são materiais osteocondutores sintéticos de reabsorção lenta, capazes de formar uma forte ligação química com o osso[2] 9.

Os vidros bioactivos dissolvem-se em fluidos fisiológicos e formam cristais de apatite na sua superfície. São interessantes para utilização como revestimento de implantes, uma vez que formam uma ligação íntima com o osso vivo.

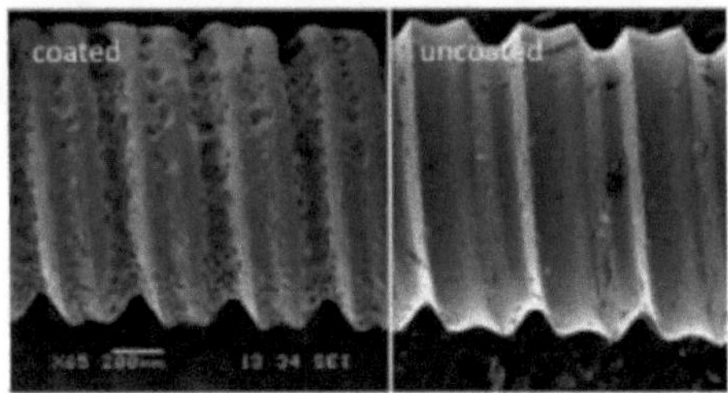

Figura 29: Revestimento de vidro bioativo no parafuso do implante

CAPÍTULO-8

RESUMO E CONCLUSÃO

Os implantes dentários são dispositivos valiosos para restaurar dentes perdidos. Os implantes estão disponíveis em muitas formas, tamanhos e comprimentos, utilizando uma variedade de materiais com diferentes propriedades de superfície. Entre as caraterísticas mais desejadas de um implante estão aquelas que asseguram que a interface tecido-implante será estabelecida rapidamente e depois será mantida com firmeza. Devido ao facto de muitas variáveis afectarem os implantes orais, é por vezes difícil prever com fiabilidade a probabilidade de sucesso de um implante. É especialmente difícil avaliar se as várias modificações introduzidas nos implantes mais recentes proporcionam um melhor desempenho. A nova geração de implantes dentários apresenta uma grande variação nas propriedades da superfície, tanto em termos de composições estruturais como químicas. Os critérios de seleção para a primeira geração de implantes dentários basearam-se principalmente nas suas propriedades mecânicas e na resistência à corrosão em condições fisiológicas. As superfícies actuais foram principalmente submetidas a modificações topográficas e, em menor grau, a alterações na composição química. O objetivo das modificações da superfície é obter uma resposta biológica melhorada. No entanto, ainda não existe uma compreensão abrangente da resposta biológica na interface osso-implante e é necessária mais investigação para compreender os processos biológicos que ocorrem na interface e a forma como estes são influenciados e podem ser controlados por propriedades específicas da superfície.

Até à data, a metanálise de ensaios clínicos aleatórios não encontrou provas de que um determinado tipo de implante tenha melhor sucesso a longo prazo. No entanto, existem provas limitadas de uma menor incidência de peri-implantite em redor de implantes lisos (ou seja, maquinados) em comparação com implantes com uma superfície mais rugosa. A procura contínua de implantes osseoatraentes está a levar a modificações da superfície envolvendo moléculas biológicas. Ao atrair ou libertar potentes citocinas e factores de crescimento, podem ser obtidas as respostas desejadas das células e dos tecidos. Mesmo utilizando um sistema de libertação simples, a introdução de proteína morfogenética óssea na interface tecido-implante demonstrou aumentar a taxa de formação de osso periprotésico. No futuro, poderão ser utilizadas abordagens semelhantes para promover a interação dos tecidos da mucosa e da submucosa com os implantes dentários.

Nesta dissertação discutimos vários métodos de modificação da superfície ou preparação da superfície rugosa em titânio e suas ligas para implantes, com ênfase nos métodos baseados em
os métodos mecânico, térmico, químico, eletroquímico e laser. Foram discutidos vários métodos alternativos que são utilizados para produzir películas de superfície em implantes de titânio com morfologia, espessura, microestrutura e composição química variáveis. Por outro lado, o tratamento de superfície por laser pode ser utilizado para produzir a rugosidade de superfície pretendida sem qualquer contaminação das superfícies dos implantes.

CONCLUSÃO

- Papel da carga de superfície na osteointegração e propriedades do titânio foram discutidos os implantes dentários.
- O estado da arte dos métodos de modificação da carga de superfície para implantes de titânio foi revisto.
- Vários métodos discutidos estão bem estabelecidos e são os métodos que são amplamente utilizado pelos fabricantes de implantes dentários actuais.
- Embora estes métodos tenham sido desenvolvidos e utilizados com sucesso para produzir implantes dentários com diferentes topografias de superfície, o efeito das topografias de superfície na compatibilidade biológica a longo prazo e na osseointegração não foi ainda muito bem estabelecido.
- No entanto, a investigação nesta área está muito ativa e vários novos serão introduzidas num futuro próximo tecnologias e métodos para produzir várias topografias de superfície nas superfícies dos implantes.

BIBLIOGRAFIA

1. Misch CE. Implantologia Contemporânea. Mosby int;2007:3rd Ed.
2. Guo CY, Matinlinna JP, Tang ATH. Effects of Surface Charges on Dental Implants (Efeitos das cargas de superfície nos implantes dentários): Past, Present, and Future (Passado, Presente e Futuro). Int J Biomat 2012;1:1-5.
3. Ballo AM et el. Superfícies de implantes dentários - propriedades físico-químicas, desempenho biológico e tendências, implantologia dentária - uma prática em rápida evolução 2011
4. Alla RK, Ginjupalli K, Upadhya N, Shammas M, Ravi RK, Sekhar R. Surface roughness of implants:a review. Tendências Biomater. Artif. Organs. 2011;25(3): 112118
5. Puleo DA., Thomas MV. Superfícies de implantes. Dent clin N Am 2006;50:323-338.
6. Schroeder A, Zypen E, Stich H, Sutter F. As reacções do osso, tecido conjuntivo e epitélio a implantes endósseos com superfícies pulverizadas com titânio. J Maxillofac Surg 1981;9:15-25.
7. McKinney RV, Steflik DE, Koth DL. Evidência de uma ligação epitelial juncional a implantes dentários de cerâmica: um estudo de microscopia eletrónica de transmissão. J Periodontol 1985;56: 579-591
8. Lekholm U, Ericsson I, Adell R, Slots J. A condição dos tecidos moles nos pilares dentários e de fixação que suportam pontes fixas: um estudo microbiológico e histológico. J Clin Periodontol 1986; 13: 558
9. Limões.JNJ. Biomateriais, Biocompatibilidade e Considerações Peri Implantares. Dent Clin N Am 1986;30(4):1-2.
10. Ruoslahti E, Pierschbacher MD. Novas perspectivas na adesão celular: RGD e integrinas. J Sci 1987;238:491-497.
11. Hosaka N, Nagata T. Avaliação de um novo implante dentário endosteal de hidroxiapatite porosa densa. J Oral Maxillofac Surg 1987; 45: 583-593
12. Holden C, Bernard GW. Caracterização ultra-estrutural in vitro de uma interface porosa de hidroxiapatite/células ósseas. J Oral Implantol 1990;16:86

13. Sennerby L, Ericsson LE, Thomsen P.Estrutura da interface osso/titânio em implantes orais clínicos recuperados. Clin Oral Implants Res 1992;2:103

14. Donley TG, Gillette WB. Implante endósseo de titânio - Interface de tecido mole - Uma revisão da literatura. J Periodontol 1991;62: 153-160

15. Buser D, Weber HP, Donath K, Joseph P, Fiorellini, Paquette DW, Williams RC. Reacções dos tecidos moles a implantes de titânio não submersos e sem carga em cães Beagle. J Periodontol 1992;63:226-236

16. Huiskes R, Weinnanas HM, Van Rietbergen B. A relação entre a proteção contra o stress e a reabsorção óssea em torno das hastes totais da anca e os efeitos dos materiais flexíveis. Clin Orthop 1992;274:124-134

17. Misch CM, Ismail YH. Análise de tensões por elementos finitos de desenhos de próteses parciais fixas dente-implante. J Prosthodont 1993;2(2):83-92

18. Wennerberg A, Albrektsson T, Andersson B, Kroll JJ. Um estudo histomorfométrico e de binário de remoção de implantes de titânio em forma de parafuso com três topografias de superfície diferentes. Clin Oral Implant Res 1995;6:24-30

19. Berglundh T, Lindhe J. Dimensão da mucosa peri-implantar: largura biológica revisitada. J Clinic Periodontol 1996;23:971

20. Gronowicz G, McCarthy MB. Resposta dos osteoblastos humanos aos materiais de implante: Adesão mediada por integrina. J Orthop Res 1996;14:878-887

21. Brunski B. Biomateriais e biomecânica na conceção de implantes dentários. Int J Oral Maxillofac Implants 1997;10:712-20.

22. Taborelli M, Jobin M, Francois P, Vandaux P, Tonetti M, Szmukler MS, Simpson JP et al. Influência dos tratamentos de superfície desenvolvidos para implantes orais nas propriedades físicas e biológicas do titânio - I Caracterização da superfície. Clin Oral Impl Res 1997; 8: 208-216

23. Meredith N, Book K, Friberg B, Jemt T, Sennerby L. Medições de frequência de ressonância da estabilidade de implantes in vivo: Um estudo transversal e longitudinal de medições de frequência de ressonância em implantes no maxilar edêntulo e parcialmente dentado. Clin Oral Implant Res 1997;8:226-233

24. Stanford CM. Comportamento biomecânico e funcional dos implantes. Revisão: Adv Dent Res 1999;13:88-92

25. Ivanoff CJ, Grondahl K et al. Influência das variações nos diâmetros dos implantes: Um relatório clínico retrospetivo de 3 a 5 anos. Int J Oral Maxillofac Implants 1999;14: 173-180.

26. Choi BH. Formação do ligamento periodontal à volta de implantes de titânio utilizando células de cultura do ligamento periodontal: Um estudo piloto. Int J Oral Maxillofacial Implants 2000;15: 193-196

27. Sykaras N, Lacopino AM, Marker VA, Triplett RG, Woody RD. Materiais, desenhos e topografias de superfície de implantes: O seu efeito na osteointegração. Uma revisão da literatura. Int J Oral Maxillofac Implants 2000;15:675-690

28. Isaz M, Hobkirk JA. Implantes dentários: considerações biomateriais, biomecânicas e biológicas. Ann Dent 2000; 7:27-31.

29. Gintaras J et al. New Acid Etched Titanium Dental Implant Surface. J Baltic Dent Maxillofac 2003;5:101-103.

30. Akagawa Y, Abe Y. Titânio: a solução definitiva ou um passo evolutivo? Int J Prosthodont 2003;16:28-9

31. Zhu X, Chen J, Scheideler L. Efeito da topografia e da composição dos óxidos de superfície de titânio na resposta dos osteoblastos. J Biomat 2004;25:4087-4103

32. Vidyasagar L, Apse P. Dental Implant Design and Biological Effects on BoneImplant Interface (Desenho de Implantes Dentários e Efeitos Biológicos na Interface Osso-Implante). Stomatologija, J Baltic Dent Maxillofac 2004;6(2):51-54

33. Uehara T, Takaoka K, Ito K. Evidência histológica de osseointegração em implantes humanos do tipo parafuso revestidos a hidroxiapatite recuperados e fracturados: relato de um caso. Clin Oral Implants Res 2004;15:540-545

34. Huang YH, Xiropaidis AV, Sorensen AG, Albander JM, Hall J, Wikesjo UME. Formação óssea em implantes orais de óxido poroso de titânio (TiUnite) em osso tipo IV. Clin Oral Impl Res 2005;16:105-111

35. Wennerberg A, Albrektsson T. Superfície do implante para além da rugosidade micrónica Conhecimento experimental e clínico da topografia e da química da superfície. Clin Oral Implants 2005;8:1-2.

36. Galli C, Guizzareli S, Passeri G, Martini D, Tinti A, Mauro G, Macaluzo GM. Comparação de osteoblastos mandibulares humanos cultivados em duas superfícies de implantes de titânio disponíveis no mercado. J Periodontol 2005;76:364-372

37. Schwartz-Arad D, Mardinger O, Levin L. Marginal bone loss pattern around hydroxyapatite coated versus commercially pure titanium implants after upto 12 years follow up. Int J Oral Maxillofac Implants 2005;20:238-244

38. Gupta A, Dhanraj M, Sivagami G. Modificação da superfície do implante: revisão da literatura. Int J Dent Sci 2009;7(1):153-165

39. Yeung SCH. Base biológica para a gestão de tecidos moles em implantologia dentária. Aust Dent J 2008;53(1):39-42

40. Elias CN, Oshida Y et al. Relação entre as propriedades da superfície (rugosidade, capacidade de humidade e morfologia) do titânio e o binário de remoção do implante dentário. J MechBehav Biomed Mater 2008;1234-42.

41. Abuhussein H et al. O efeito do padrão de rosca na osteointegração do implante. Clin Oral Implant 2009;21:129-136.

42. Arthur B, Novaes JR. Influência das superfícies dos implantes na osseointegração. Brazil Dent J 2010;21(6):471-481.

43. Muddugangadhar BC et al. Biomateriais para implantes dentários: uma visão geral. Int J Oral Implat Clin Res 2011 ;2:13-24

44. Chauhan C et al. Evolução dos biomateriais em implantes dentários. J Ahm Dent Col Hosp 2011;2:2-5.

45. Abtahi J. Bisfosfonatos e implantes no osso maxilar. Dissertações médicas da Universidade de Linkoping n.º 1348. LiU-Tryck, Linkoping, Suécia, 2013. ISBN 978-91-7519-724-1.

46. Kenneth J. Anusavice" Phillips' Science of Dental Materials 11th ed; :759-80.

47. Norton R. História dos implantes dentários. US Dent 2006;1:1-4.

48. Nalluri P, Strong JT. Relatório técnico de engenharia de biohorizontes. J Dent Res 1997;2:2-7.

49. Stadelmann VA, Gauthier O, Terrier A, Bouler JM, Pioletti DP. Os implantes que administram bisfosfonatos aumentam localmente a densidade óssea periprotética num modelo de ovelha osteoporótica. Um estudo piloto. Euro Cells Mat 2008;16: 10-16.

50. Borromeo GL, Tsao CE, Darby IB ,Ebeling PR. Uma revisão das implicações clínicas dos bisfosfonatos em medicina dentária. Aust Dent J 2011; 56: 2-9.

51. Branemark PI, Zarb G, Albrektsson T. Tissue- integrated prosthesis: osseointegration in clinical dentistry. Quint Pub 1985;1:1-6

52. Newman, Takei, Carranza, Klokkevold. Periodontologia Clínica. 8ª edição

53. Weiss CM. Uma análise comparativa da integração fibro-osteal e osteal e outras variáveis que afectam a manutenção óssea a longo prazo em redor de implantes dentários. J Oral Implant 1987; 13: 467

54. Linder L, Albrektsson T, Branemark PI. Análise microscópica eletrónica da interface osso-titânio. Ata Orthop Scand 1983; 54:45

55. Pilloni A, Falez F, Bernard GW. Iddrossiapatite e osteoconduzione: Effecto sulle cellule staminale pluripotenti midollari. Actas do primeiro congresso mundial sobre osseointegração. Veneza J Dent 1994;2:1-8

56. Kasemo B, Lausmaa J. Superfícies de biomateriais e implantes: Uma abordagem da ciência da superfície. Int J Oral Maxillofac Implants 1988;3:247-259.

57. Albrektsson T, Johansson CB, Sennerby L. Aspectos biológicos da implantologia dentária: Osseointegração. J Periodontol 1994;4:58-73

58. Sennerby L, Ericson LE, Thomsen P, Lekholm U, Âstrand P. Estrutura da interface osso-titânio em implantes orais clínicos recuperados. Clin Oral Implants Res 1991;2:103-111.

59. Lang NP, Karring T, Lindhe J. Interface dos tecidos moles e resposta ao desafio microbiano. Actas do 3º Workshop Europeu de Periodontologia. Implant Dent 1999:153-174

60. Weinmann JP. Factores biológicos que influenciam o sucesso das próteses sobre

implantes. J Implant Dent 1956; 2: 12-15

61. Lavelle CLB: Selagem da mucosa à volta de implantes dentários endósseos. J Oral Implant 1981; 9: 357-371

62. James RA, Kelln E: A histopathological report on the nture of the epithelium and underlying connective tissue which surrounds implant posts. J Biomed Mat Res 1974;5: 373

63. MC Kinney RV, Steflik DE, Koth DL. Topografia ultra-estrutural da superfície dos implantes dentários endósseos de safira simples. J Prosthet Dent 1984;51:372-379

64. McKinney RV, Steflik DE, Koth DL. A interface epitélio-implante dentário. J Oral Implant 1988;13:622-641

65. Lindhe J, Berglundh T. A interface entre a mucosa e o implante. J Periodontol 2000;1998:47-54

66. Meffert RM. A interface dos tecidos moles em implantologia dentária. Implante 1986;56:579-591

67. Lu JX, Flature B, Anselme K. Papel das interconexões em biocerâmicas porosas na recolonização óssea in vitro e in vivo. J Mater Sci Mater Med 1999;10(2): 111-20

68. Schupbach P, Glauser R, Rocci A. A interface do implante de titânio oxidado com o osso humano: um estudo de microscopia ótica, microscopia eletrónica de varrimento, microscopia eletrónica de varrimento por retrodifusão e estudo de raios X por dispersão de energia de implantes dentários recuperados clinicamente. Clin Implant Dent Res 2005;7(1):36-43

69. Suryanarayanan R. Plasma Spraying Theory and Application. World Scientific Pub Co Inc 1993;211.

70. Andreas K, Schlegel. Surface Texturing and Osseointegration (Textura da superfície e osteointegração). Clin Oral Implants 1999;1:23-29.

71. Cochran DL, Nummikoski PV, Higginbottom FL, Hermann JS, Makins SR, Buser D. Avaliação de um implante de titânio endósseo com superfície jacteada e gravada com ácido na mandíbula do canino: Resultados radiográficos. Clin Oral

Implants Res 1996; 7(s): 240-252

72. Wennerberg A, Hallgren C, Johansson C, Danelli S. Uma avaliação histomorfométrica de implantes em forma de parafuso, cada um preparado com duas rugosidades de superfície. Clin Oral Implant Res 1998;9:11-19

73. Lindhe Jan. Periodontologia Clínica e Implantologia Oral. 4ª edição

74. Klokkevold PR, Nishimura RD, Adachi M, Caputa A. Osseointegração melhorada pelo condicionamento químico da superfície de titânio: Um estudo de remoção de torque num coelho. Clin Oral Impl Res 1997;8:442-447

75. Wiskot HWA, Belser UC. Falta de integração de superfícies lisas de titânio: uma hipótese de trabalho baseada em tensões geradas no osso circundante. Clin Oral Implant Res 1999;10:429-444

76. Buser D, Nydeggeer T, Hirt HP, Cochran DL, Nolte LP. Valores de torque de remoção de implantes de titânio na maxila de porcos miniatura. Int J Oral Maxillofac Implants 1998;13:611-619

77. Ellingsen JE. Configurações de superfície de implantes dentários. J Periodontol 2000;17:36-46.

78. Ducheyne P, Van Raemdonck W, Heughebaert JC, Heughebaert M. Análise estrutural de revestimentos de hidroxiapatite sobre titânio. J Biomat 1986;7: 97

79. Hahn H, Palich W. Avaliação preliminar de titânio meta-superficial poroso para implantes ortopédicos. J Biomed Mater Res 1970; 45: 71-77

80. Vercaigne S, Wolke JGC. Capacidade de cicatrização óssea de implantes orais revestidos com hidroxiapatite e pulverizados com plasma de titânio. Clin Oral Implant Res 1998; 9: 261-271

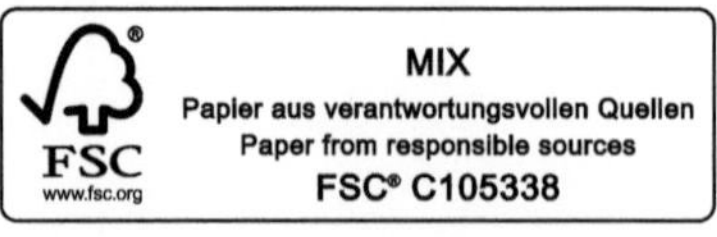

Printed by Books on Demand GmbH, Norderstedt / Germany